在宅医療をはじめよう！
★ 医療を変える，地域を変える，文化を変える ★

著者
医療法人ゆうの森　永井康徳
永吉裕子

作画
こしのりょう　矢野道子（協力）

南山堂

はじめに

　私が16年前に在宅医療専門クリニックを立ち上げた頃，まだ在宅医療は普及していませんでした．患者さんのところへ訪問すると「医者が家まで来てくれるの？」とびっくりされたものです．その後，私たちの地域でも在宅医療を行うクリニックや訪問看護ステーション，在宅系のサービス事業所もたくさんでき，患者・家族が選ぶことができるようにまでなりました．

　最近では，患者さんのご家族が「家に来て何をしてくれるの？」とサービス内容を聞きにくることもあります．なかには10ヵ所以上の医療機関を回って，いちばんよいところを選ぶのだという方もいらっしゃいました．在宅医療は，ただ患者宅を訪問するだけではなく，質を求められる時代になったのはたしかでしょう．

　では，在宅医療の質を高めるためには，どうすればよいでしょうか？

　私は，理念とシステムと人財が大切だと考えています．在宅医療を行うのは，人財ですから，確かな知識を身につけ，病気だけではなく，しっかりと患者さんの生き方に向き合う人財を育成する必要があります．そして，常に患者本位を貫ける理念をそれぞれのスタッフが身につけ，情報の共有と方針の統一を行い，疲弊しないシステムで多職種のチームが連携して患者さんやご家族に向き合っていく．それこそが質の高い在宅医療を提供することではないかと思います．このシステムで疲弊しない医療を行い，多職種のチームにより行う「寄り添う医療」の実践は，これからの日本の医療の新しい形とさえいえるのではないかと思っています．

　たとえ治らない病気になっても，障害をもっても，住み慣れた自宅や地域で過ごすことができるように下支えするのが在宅医療です．その土台を活かして，もっと住みやすい地域をつくることができるはずだと私は考えています．

　医療を変え，地域を変え，文化を変える．

　多死社会のなかで，医療の枠だけにとどまらず，在宅医療という手段を使って，どれくらい私たちの地域や社会に影響を与え，よくしていけるのか……ということに，これからは挑戦していきたいと考えています．

　2017年2月

永井康徳

目次

プロローグ 在宅医療は，医療を変える，地域を変える，文化を変える … 1

第1話 理念編
楽なように，やりたいように，後悔しないように
在宅医療で最も大切にしたいこと … 7

第2話 システム編
スタッフを疲弊させない24時間当番体制を構築する！
永続する医療を提供するために … 19

第3話 制度の知識編
在宅医療を受けられる場所はどこ!?
患者さんに不利益をもたらさないために … 33

第4話 理念編
在宅医療で大切なのは，患者さんの不安を取り除くこと
在宅療養を継続させるためのポイント … 47

第5話 システム編
組織の規模と運営について
1人？ それとも複数体制？ … 59

第6話 制度の知識編
在宅医療専門診療所に求められる役割
ミックス型診療所と在宅専門診療所は競合する？ … 71

第7話 理念編
患者の意思決定 本人の生き方にどう向き合うか
終末期の医療と介護に関する松山宣言より … 81

第8話 システム編
「自宅での看取り」のハードルを下げるために
看取りのパンフレットと独居で看取るための3つの条件 … 93

第9話 制度の知識編
医学総合管理料の役割と算定ポイント
2016年度診療報酬改定より ········· 105

第10話 理念編
死に向き合うために
子どもへの告知をどうするか ········· 117

第11話 システム編
寄り添う医療をどうシステム化するか
Doingの医療とBeingの医療 ········· 127

第12話 制度の知識編
終末期のがん患者に手厚い在宅ケアを
在宅がん医療総合診療料と看取りに関する制度 ········· 139

エピローグ
HOPE
在宅医療がもつチカラ ········· 151

索引 ········· 169

コラム

1. 訪問リハビリの概念を超える活動 "DAP" ········· 32
2. 患者家族の言葉が後押しした「たんぽぽのおうち」計画 ········· 46
3. 厨房から始まる新たな取り組み ―たんぽぽクック・ラボ― ········· 58
4. 『日本サービス大賞 地方創生大臣賞』を受賞しました ········· 70
5. 在宅復帰をより安心に ―在宅療養なんでも相談室― ········· 104
6. 在支診・在支病とは ········· 116

人物紹介

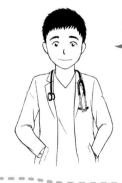

南 テツロー　医師, 35歳

南医院の医師．在宅療養支援診療所となり，在宅医療を始めた．患者さんにも喜ばれ，在宅医療にやりがいは感じているが，難解な制度に頭は混乱気味，深夜の往診が続いて体力は消耗気味で，今後どうしていけばいいのか不安に感じている．

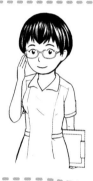

山堂 リカ　看護師, 45歳

南医院で最近働き始めた看護師．実は，訪問看護や在宅医療に10年以上のキャリアをもっている．ベテラン在宅医の森野先生を敬愛している．

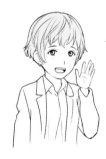

南 治子　医師, 29歳

テツローのいとこ．研修医時代に森野先生のところですごし，在宅医療に関心をもつ．在宅医療を学ぶため，森野先生のクリニックと南医院で勤務することに．前職は救命救急センター．

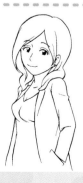

森野 ゆう子　医師, 42歳

在宅医として長年の経験を有し，常に患者第一の姿勢で診療に当たる．経験やノウハウも多くもち，後進の育成にも熱心．美人で優しく，面倒見もいいため，老若男女問わず，ファンが多い

プロローグ

在宅医療は，
医療を変える，
地域を変える，
文化を変える

在宅医療は Ver.3.0 へと進化する

「在宅医療は Ver.3.0 の時代を迎えようとしています」．最近の医療専門職向けの講演会や研修会で，私はこのような話をしています．

在宅医療専門クリニックを立ち上げて 16 年が過ぎようとしていますが，その間にも在宅医療の意義や役割は少しずつ変わっていったように思います．コンピュータソフトの機能などが大幅に向上するときに，バージョンアップという言葉を使いますが，在宅医療の役割も同様にバージョンアップしているように思うのです．

Ver.1.0 は，患者さんをとにかく病院から家に帰すという段階の在宅医療です．私が開業した頃は，まさにこの時代でした．「在宅医療」という言葉すらまだ一般化しておらず，そのニーズさえ理解されていませんでした．周りからは「在宅専門なんて成り立つわけがない」だとか，「医療は細切れにするのではなく継続性が大事だから，在宅は外来や入院の延長で診ていくもの．在宅だけやるなんて，どうかしている」といわれたものでした．

しかし地域には，在宅医療を必要とする人がいました．「家に帰れるものなら帰りたい」という入院患者さん，そして「帰せるものなら，家に帰してあげたい」と望む病院の地域連携室などのニーズを掘り起こすことができたために，在宅患者さんが少しずつ，しかし確実に増えていきました．

Ver.2.0 は，多職種で連携して患者さんをケアするという在宅医療です．今，各地で進められているのは，このバージョン 2.0 です．私も開業ほどなくして，在宅患者さんを支えるには多職種でのチームが必要だと考えました．しかし，当時はまだ地域に同じ志で在宅医療を行う事業所が少なかったことと，24 時間対応で重症の在宅患者さんをしっかり診たかったこともあり，開業後半年で訪問看護ステーションを，5 年後には居宅介護支援事業所や訪問介護事業所，はりきゅうマッサージ治療院を開設しました．

しかし法人内に多職種の事業所があるからといって，自動的に連携が図れるわけではありません．患者さんの情報の共有と治療やケア方針を統一するために，全職員が参加して行う朝のミーティングの開催や情報共有のためのシステムを構築するなどの工夫を行ってきました．

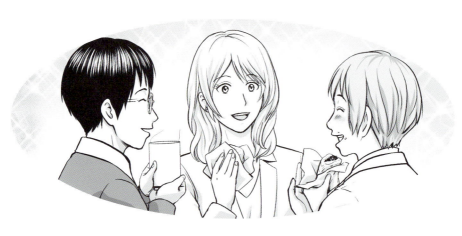

在宅医療Ver.1.0　患者さんをとにかく病院から家に帰す
在宅医療Ver.2.0　多職種で連携して患者さんをケアする
在宅医療Ver.3.0　在宅医療をキープレイヤー（中心的存在）として地域や社会の課題を解決する

　そして，在宅医療が地域に普及していくにつれ，私は在宅医療にさらなる可能性があると感じるようになりました．それがVer.3.0です．在宅医療をキープレイヤー（中心的存在）として，地域や社会の課題を解決していくというものです．

　「地域の課題を解決する」．在宅医療でそんなことが可能なのかと思われるかもしれませんが，「究極の在宅医療は地域づくりだ」とさえ，私は考えています．

　たとえば，当院のへき地診療所である俵津診療所の取り組みは，地域づくりそのものと考えています．人口1,200人の町の公立診療所の廃止が決まった時，もしも，その決定のまま診療所がなくなっていたら，町の人は病気になるたびに運行数が少なくて不便な路線バスや自家用車で隣町に受診に通わなければならず，病気や終末期になれば遠い町の病院に入院して，最期はそこで亡くなる……ということを余儀なくされていたでしょう．過疎の町は不便がゆえに，ますます過疎化が進んだはずです．

　しかし，当院が運営を引き継ぎ，外来診療とともに24時間対応の在宅医療を実施ししました．その結果，患者さんが増えて診療所の経営が安定し，黒字化しました．そして地域住民は治らない病気になっても自宅で過ごし，自宅で看取られることも可能になりました．さらには，24時間対応の在宅医療があるならと，この地域初のデイサービスやグループホームができて雇用が生まれ，地域の人が年を取っても，介護が必要になっても暮らせる町へと変化を遂げたのです．

　治らない病気になっても，障害をもっても，住み慣れた自宅や地域で過ごすことができるように下支えするのが在宅医療です．その土台を活かして，もっと住みやすい地域をつくることができるはずだというのが「在宅医療Ver.3.0」に込めた願いなのです．

在宅医療は地域を救う

　1947〜1949年生まれの団塊の世代が後期高齢者となる2025年前後は，医療や介護の費用など社会保障費が増大するために社会保障制度自体の危機が予測され，「2025年問題」と呼ばれています．それに加え，病院が高齢者であふれ，治療が必要な急性期でも入院ができなくなるのではないか？病院のベッドの取り合いになるのではないかと医療体制の崩壊，医療従事者の疲弊も危惧されています．

　しかし私は，都市部の医療体制の崩壊も過疎地の医師不足も，質の高い在宅医療が各地域に普及することで解決できると考えているのです．

医療体制の課題は地域によってそれぞれあると思いますが，どの地域でも次の3つは共通課題としてあげられるのではないでしょうか．

地域の病院に存在する課題
課題①　高齢者の増加に伴い，社会的入院や終末期ケアのための入院患者さんが増え，病床が足りない
課題②　病気や障害をもって生まれた子どもたちが，長期にわたって入院生活を送るため，NICU（新生児集中治療室）が慢性的に満床になっている
課題③　上記により入院日数が増えるために診療報酬が下がり，病院経営がひっ迫する

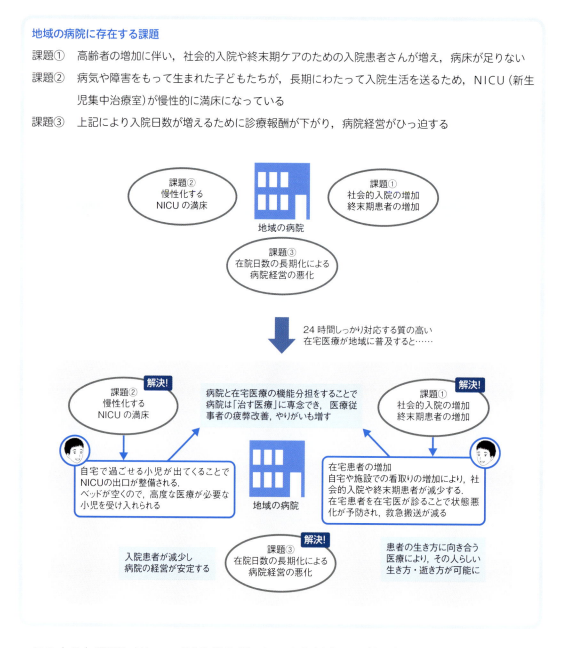

このような課題に対して，24時間体制でしっかり対応する質の高い在宅医療が地域に普及すれば，各課題も次のように解決すると私は考えています．

課題①に対しては，在宅患者さんが増加し，自宅や施設での療養や看取りが増えることで，入院患者さんが減少します．自宅や施設で，患者さん本人の生き方に寄り添う医療を提供することで，患者さんや家族の満足感も高まると思われます．

課題②も，人工呼吸器をつけるような重症の障害児であっても，自宅に戻り，家族と一緒に暮らせるようになれば，NICUからの退院が可能になり，新規患者を受け入れることができるようになるのではないでしょうか．

　課題①，②が解決することで，課題③は自ずと解決されます．

　それだけでなく，患者さん本人の生き方に寄り添うような高品質の在宅医療が普及すれば，加齢や老衰で食べられなくなったときに胃ろうを造設するという選択だけでなく，胃ろうや経鼻胃管チューブをつけての延命を望まず，天寿のまま自然に亡くなるという選択をする人も増え，結果として「自宅や住み慣れた施設で看取りを」と希望される方が増えてくるはずです．

　また，在宅療養をしている方に，状態が安定している時期にも定期的に在宅医がかかわることで，在宅患者さんの状態悪化が防げ，救急搬送も減少するため，急性期病院の医療従事者の疲弊も防げます．病院の医師は，本来の目的である治す医療に専念できることで，やりがいがさらに出てくることでしょう．このように，地域の基幹病院の疲弊は，質の高い在宅医療が普及することで防げるはずなのです．

今こそ，在宅医療をはじめよう！

　2025年問題に対応するためにも，質の高い在宅医療の全国への普及は急務です．とはいえ，読者のなかには「ほかの地域は知らないが，この地域は自分一人ががんばったところで変わらない」とためらう方もいらっしゃることでしょう．それでも，私自身の経験から在宅医療ははじめる価値があると，断言できます．最初は1人であったとしても，必ず，自分の理想や志に共感してくれる仲間が地域に出てきます．

　今のように80％の人が病院で亡くなる時代では，人生の最期は病院で"患者"として過ごし，亡くなるしかありません．しかし，質の高い在宅医療が普及すれば，人は住み慣れた場所で最期までその人らしく暮らし，死んでいくことが当たり前になります．病気や障害で地域やコミュニティと分断されることなく，その地域やコミュニティのなかで暮らし，亡くなっていく……．そんな生き方を選べるようになるのです．在宅医療は，日本人の生き方や文化さえ変える可能性を秘めています．

　「在宅医療をこの地域に普及させたい」という1人の熱い想いが，地域を変える最初の一歩です．本書には，私が地域で行ってきた仲間を増やす方法や在宅医療を根づかせる方法を洗いざらい紹介しています．本書が，次なる一歩を後押しできればと願っています．

理念編

第 1 話

楽なように，やりたいように，後悔しないように

在宅医療で最も大切にしたいこと

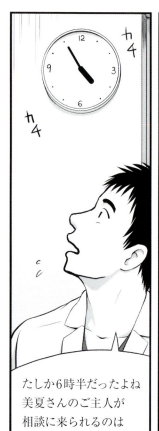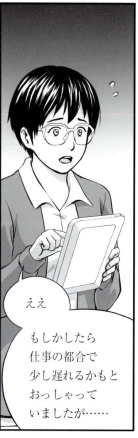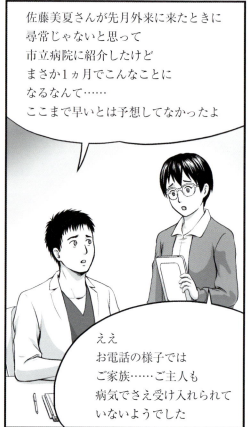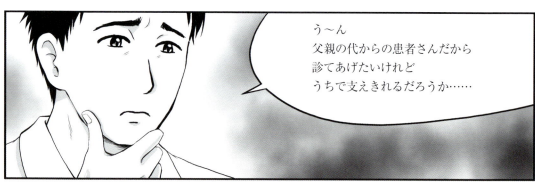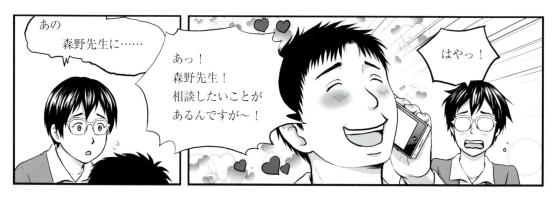

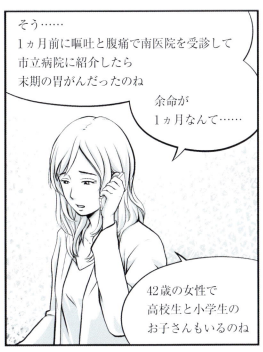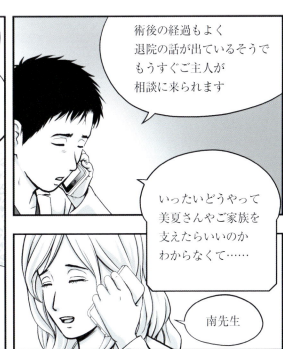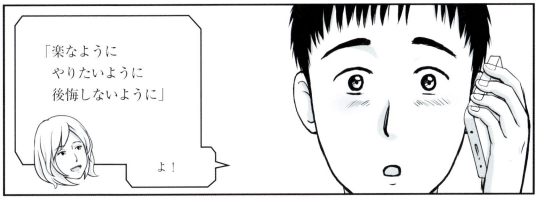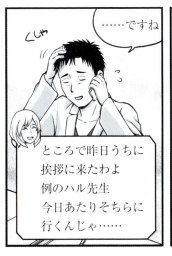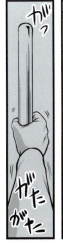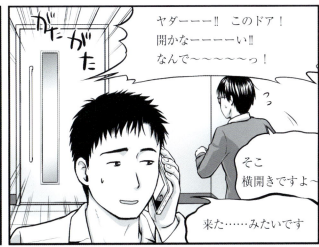

楽なように，やりたいように，後悔しないようにって？

患者さんと信頼関係を築く方法よ

　南先生の診療所に末期がんの女性の訪問診療をしてほしいと依頼があったようですね．患者さんはまだ若く，未成年の子どもさんもいる．そして，何より病気の進行が早かったのか，ご家族も今の状況を受け入れられていない．そんな状況下での退院……．これが当院の新規患者であったとしても，職員全員が気を引き締めて，腹を据えて引き受けるような症例です．

　患者さんは自分の病気のことや予後を知っているのか，よく理解しているのか．キーパーソンである夫も，どの程度理解し，覚悟ができているのか．そして，子どもたちは？　非がんの高齢者の終末期にもご家族それぞれのケアが必要ですが，若い末期がんの方とそのご家族のケアとなると，さらに踏み込み，しかしそのことで患者さんやご家族を傷つけないという細心の注意を払いながらのサポートが必要になります．経験上，患者さんやご家族との厳しいやりとりも想像できますから，引き受けるときには，それ相当の覚悟が必要になるのです．

　そのような患者さん，ご家族に対して，今後，最大限のサポートをするためにも，最初にやっておくべきことがあります．それは，患者さん・ご家族と信頼関係を築くことです．信頼関係なんて，時間をかけて築くもの，そんなに短時間に築けるわけがないと思われるかもしれませんが，私は「信頼関係は1度で築ける」と思っています．その秘訣が，この「楽なように，やりたいように，後悔しないように」なのです（表1-1，図1-1）．

表1-1　楽なように　やりたいように　後悔しないように

楽なように
病気そのものや老化を治すことはできなくても，痛みやしんどさは自宅でも十分に取ることができます．とにかく患者さんを楽にしてあげること．「痛みがあるときは，主治医に文句をいってもらって構いません」と伝え，患者さんが痛みをがまんしていないかどうかにも配慮してください

やりたいように
つらいことが緩和されれば，次はやりたいことができるように支援します．やりたいことは，1人ひとり違います．患者さんの思いや望みを聞き，その思いや望みを叶えるお手伝いをしましょう

後悔しないように
一生懸命介護をしても，大切な人が亡くなった後は，「あのとき，ああしていれば」と後悔の気持ちがでてくるものです．だからこそ，大事な局面では，考えられるすべての選択肢を提示し，ご本人とご家族にとって何が最善なのかを考えましょう．「これでよかったのだろうか」とご家族が悩んだときに，「あれだけ悩んでみんなで出した答えなんですから，よかったんですよ」といって，肩の荷を下ろしてあげられるように

（医療法人ゆうの森 クレド「ココロのめざすところへ。」より）

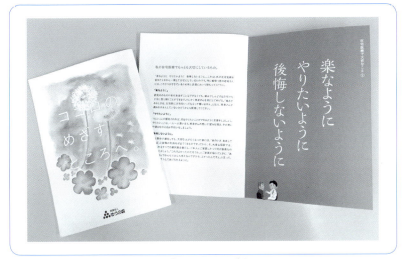

図1-1　医療法人ゆうの森 クレド「ココロのめざすところへ。」
"楽なように　やりたいように　後悔しないように"は，当法人クレド「ココロのめざすところへ。」の最初に載せている．職員には，最も大事にしてもらいたい事柄だからである．

「楽なように」は，患者さんが今一番つらいと感じている痛みや症状を取り除くこと．
「やりたいように」は，文字どおり，患者さんが望むことをしていただくこと，その望みを実現するためのサポートをすることです．
そして「後悔しないように」は，後からご家族が後悔しないように，状態が変化するたびに，十分な選択肢を提示して，自己決定のお手伝いをすることです．「あのとき，入院していればよかったのではないか」，「あのとき，点滴をしていればもっと長生きできたのではないか」などの疑問が後から生じても，「あのとき，あれだけ一生懸命考えて悩んで出した結論なのだから，これで正解だったんですよ」といって，ご家族の肩の荷を少しでも軽くしてあげたいからです．
この「後悔しないように」という自己決定の援助については，前巻（『在宅医療をはじめよう！非がん患者の自宅での看取り』）で何度かお話ししてきました．ですから今回はとくに，「楽なように」と「やりたいように」について取り上げたいと思います．
患者さんが退院して自宅に戻られたら，まず私が最初にすることは「楽なように」です．患者さんを楽にできたら，信頼関係は初対面であっても築けるからです．
そういうと，当院の職員も訝しむのですが……．

厳しい局面の患者さんと信頼関係を築くって大変……

まずは「楽なように」を実践することよ

　野田信一さん（仮名）が当院に紹介されたときの入院先の医療機関からの情報に，「皆，腫れ物に触るような感じでしかかかわれていない」というものがありました．44歳の野田さんが，がんだとわかったのは10ヵ月前のこと．転移もあり，病名告知とともに「あと1年ももたない」との予後告知も受けていたようでした．

　奥さんと中学生，小学生の子どもがいる野田さんは1年ほど前から体に違和感を感じ，それが骨肉腫と判明したときには，肺やリンパ節にも転移していたのです．働き盛りで，人生これからという時期の突然の病い，そして死の宣告．それを野田さんと奥さんがどう受け止めたのか，想像するだけでも胸が詰まります．野田さんの奥さんは現役の看護師だったため，今後，野田さんがどのような経過をたどるのかもよくわかっていたと思います．野田さんご夫妻の心の痛みやつらさに対して，入院先の医療従事者もどう手を差し伸べたらよいのかわからなかったのでしょう．

　それは当院でも同じでした．奥さんが野田さんの管理をしており，自宅に帰ったものの，訪問診療を積極的に受けようとはされませんでした．自宅に戻り，訪問診療を開始した直後が連休で，休日が続いたのですが，その間の訪問診療も必要ない，当院からの連絡もいらないといわれたのです．連絡はいらないといわれたものの，当院の看護師が奥さんに電話をかけて様子をうかがったところ「悪いといえば悪いし……，変わらないといえば変わらない……」とのこと．疼痛に対して，頓服の経口医療用麻薬を処方していましたが，内服するとイレウス予防のために挿入している胃管を一時的に止めなければならず，それを嫌がって頓服は使用されていませんでした．だからといって，坐剤など，ほかの痛み止めを希望されるわけではなく，往診の希望もありません．われわれは野田さんご夫婦に何も期待されていないのかもしれないと思ってしまいました．野田さんご夫妻と当院スタッフの間にはみえない壁が横たわっているようでした．

　担当医師が野田さんに，今いちばんつらいことは何かを聞いたところ，「咳き込むとしんどい」，「夜間，就寝中に右腹部がズキンと痛い」など，いくつかの痛みを訴えられました．疼痛緩和のための医療用麻薬をいろいろと提案したのですが，医療用麻薬や眠剤などの薬剤は野田さんに拒否されてしまいました．それでも咳き込みが楽になるからと貼付タイプの医療用麻薬を提案したところ，それは野田さんに受け入れられました．担当医師は，病気であっても野田さんは最後まで子どもたちの父親であることを話し，子どもたちと思い

出をつくるなら全力でサポートをしますからと伝え，訪問看護やリハビリの提案もしたのですが，とくに興味は示されませんでした．

　貼付タイプの医療用麻薬は野田さんが期待したほどは効果が出なかったのですが，それでも坐剤の痛み止めは使いたくないといわれました．治まらない痛みと症状の悪化に，厳しい状況になっていることがご自身でもわかっていたのでしょう．感情の起伏が激しくなって，奥さんの助言も聞き入れなくなっていました．看護師が電話で状況をうかがっても，奥さんは小声で話し，早く電話を切ってほしいような素振りです．そして野田さんは，「呼吸苦が出たら病院に帰る」といわれるようになったのです．

　私は毎日，朝の全体ミーティングで担当医師や看護師から野田さんの状況を聞いていました．そして，まずは「つらい症状を取り除けているか」，「患者さんと家族は死に向き合えているか」，そして「残りの日々に何をしたいかを聞いているか」を確認していました．担当者からは，野田さんも奥さんも死には向き合えていると思うが，医療用麻薬を使いたがらないので痛みや倦怠感が取り除ききれない，やりたいことをサポートすると提案しても，やりたいこともいってくれなければ，サポートにも興味がないようだというばかりでした．そして，医療用麻薬さえ使わせてもらえれば痛みがとれるのに，それに対してなぜ「使う」といってくれないのか，担当医師と看護師は，自分たちの無力さに打ちひしがれているようでした．野田さんの残された日々をサポートするためのノウハウは十分にあって，野田さんもご家族もきっと幸せにできるのに，残された時間がどんどん少なくなっていく……．何もできない自分たちにジリジリするような日々が10日ほど続きました．

　そこで，私が訪問することになりました．結果，野田さんはその日にうちに，PCAポンプ（患者さんが自分で調節できる医療用麻薬鎮痛法）による医療用麻薬の皮下注射を了承．それだけでなく，野田さんがやりたいことをサポートするための訪問看護にも興味をもたれて，私が訪問をしたその日のうちに作業療法士が訪問しました．

　野田さんのこの変貌ぶりに，クリニックの誰もが「信じられない！」といった反応でした．

 同じことをいっても伝わらない……何が違うのかな

 告知は患者さんと医師の真剣勝負なのよ

　私は，野田さんとはその日が初対面でした．何度も足を運び，誠心誠意接して，話をしている担当医師が越えられなかった壁を，なぜ初対面の私が軽々と越えてしまったのか．翌日の朝の全体ミーティングでも，そのことが話題になりました．私は特別なことは何もいっていません．お話しした内容は，「つらい症状を取り除くこと」，「死に向き合うこと」，

「やりたいことをサポートすること」です．それは担当医師も同じです．では，何が違ったのか？　それは，もしかすると覚悟といったものかもしれません．

　私は野田さんに，今いちばんつらいことを聞きました．野田さんは咳き込むために呼吸がしんどい，イレウスのためにお腹が張って，どこもかしこもしんどいとおっしゃいました．それに対して私は「絶対に楽にします」と自信をもって答えたのです．

　この世のなかに，ましてや医療に「絶対」などないことは重々承知しています．それでも，この話をするときはあえて「絶対」という言葉を私は使います．

　「私があなたを絶対に楽にしますから，私のいうとおりにしてみませんか」と話すのです．ただし，話を切り出すタイミングや言葉の選び方は大切です．その場の雰囲気を全身で感じながら，話を進めていくのです．相手からは，どんな反応が返ってくるかはわかりません．それでも，全身全霊で，それこそ命がけでこの言葉を伝えるのです．

　そうすると患者さんは，「絶対に」楽にしてくれるというこの人を信じてみようと思うのでしょう．服用に不安をもっていた医療用麻薬を使ってみようという気にもなるようです．そして，この苦痛から解放されると思われるのか，ホッとした表情を浮かべます．

　野田さんの場合も，安堵の表情になりました．そこで私は続けて「死」について話しました．「生まれた限り，いつか人は亡くなります．私もそうです．いつかはわかりません．もしかすると，今日この後，事故に遭って死ぬかもしれません．野田さんもそうです．野田さんは病気があり，それが近づいていることはおわかりですよね」と．そして「体が楽になったら，やりたいことができるようになります．子どもさんたちと何かを一緒にやりたいとか，何かを残したいとか希望があれば，私たちが一生懸命サポートしますから，してみませんか？」とお伝えしました．そこで，作業療法士による訪問看護をその日のうちに始めたのです．「なぜ作業療法士？」という疑問には後ほどお答えします．

　どうして私には伝えられて，担当医師は伝えらなかったのか．ノウハウやスキルがあるはずだから，そのトレーニングを受けたいと若手医師から要望も出たのですが，実はこればかりは場数を踏むしかないと私は思っています．患者さんとのこのやりとりには，私は今でも毎回，高度な面接試験を受けるような緊張を伴います．でも，そうやって実際に苦痛を取り除き，楽になって，やりたいことをやって亡くなっていった患者さんを何百例と知っていますから，自信をもっていえるのです．この自信が安心感となって，患者さんに伝わるのかもしれません．

　医療的なことを補足すれば，この後の疼痛緩和の薬剤はやや多めに使います．ここで「効いた！楽になった！」と患者さんが実感しなければ，信頼はもろくも崩れるからです．あとは患者さんに痛みの度合いを聞きながら，薬剤を調整していきます．

患者さんのやりたいことをどう支えるの？

多職種で協力するのよ！

　「楽なように」が実現できてこそ，患者さんの「やりたいように」を支援できます（表1-2）．ここは医師だけの力では，どうにもできません．多職種の出番です．

　当法人の場合，作業療法士を中心に，リハビリのスタッフが変幻自在に活躍します．「患者さんのやりたいことは，彼ら彼女らに任せておけば大丈夫！」というくらいです．彼ら彼女らは，自分たちだけでの支援が難しい場合は，他職種に声をかけて，そのマネジメントまでします．

　末期がんの患者さんにリハビリが入ることをマイナスに考える医師もいるようです．リハビリをすることで，患者さんに自分の身体機能が低下していくことをわざわざ実感させることはないとの考えのようですが，それはリハビリを単なる身体機能訓練だけのものと考えているからです．

　回復期病院でのリハビリは，たしかに身体機能訓練がメインとなるでしょうが，在宅医療で，それも終末期であれば，患者さんの望みをかなえていくという過程を通して，生きがいをつくりながらの機能訓練になります．だから最期までかかわることができるのです．

　野田さんの担当になった作業療法士は，野田さんが大のランニング好きだったことに注目しました．「専属トレーナーのように，身体を調整するのが私の役目です」といって，運動前のウォーミングアップのように下肢のストレッチを行っていったのです．野田さんは，そのことが大変気に入り，「1年寝たきりだったから，気持ちがいい．すごい．動いている！」と以前の身体の感覚が戻ることで，自信を取り戻したようでした．また，今の野田さんの身体に合ったストレッチや筋力トレーニングをすることで，身体のだるさや痛みも軽くなったのです．

　担当作業療法士は同時に，野田さんの尊厳の喪失に対する配慮も忘れませんでした．そ

表1-2　いい時間のプロデュースとは

患者さんの「いい時間」をプロデュースしよう
患者さんが自宅に帰った後，そこですごす時間は限られています．とにかく楽にして，やりたいことをサポートしましょう．患者さんにとって「いい時間」とは，特別なことではなく，"患者さん本人が望むちょっとしたこと"を実現すること，その積み重ねです．患者さんの気持ちに寄り添い，何を望んでいるのかを聞き出してください．患者さんの人生最期の「いい時間」をプロデュースするのは，あなたなのですから

（医療法人ゆうの森　クレド「ココロのめざすところへ．」より）

れは，排泄のことです．家族の手を借りずとも，自力でなんとかしたいと切望する野田さんのために，今ある野田さんの身体機能で用が足せるよう，ポータブルトイレの設置位置の提案もしていました．野田さんの希望で毎日訪問することになった作業療法士は，野田さんに何かしたいことはないかと，希望も聞いていました．「写真館で家族写真が撮りたい，娘にはウエディングドレスを着てもらい，自分はタキシードを着て……」といわれたのですが，野田さんの状態は厳しく，写真館に行くことは難しそうでした．予後が日単位となったとき，作業療法士は担当医師と相談し，訪問時になんと自分が結婚式で着用したウエディングドレスを持参したのです．

　娘さんは，ドレスをみて「着たい！ 着たい！」と大喜びでした．傾眠状態だった野田さんは，娘さんの弾んだ声に覚醒され，ウエディングドレスをしっかりとみていたそうです．そして，「想像していますか？」と問うと「うん」と答えられたそうです．そして，その夜，野田さんは息を引き取りました．

　家族写真の撮影は，残念ながら実現できませんでしたが，奥さんは「最後にウエディングドレスをみせてもらって，いろいろ想像しながら，本人は幸せな気持ちで旅立ったと思います」とおっしゃっていました．

　「記念写真を撮るときには，野田さんの髭は僕が剃るね」と約束をしていた担当医師は，死亡診断で訪問したときに看護師とともに清拭をして，野田さんの髭を剃り，約束を果たしたそうです．そして，担当の作業療法士は弔問のために訪問した際に，ご家族の記念の品づくりを提案しました．それは，野田さんの足型とご家族の足型を1枚の紙にとったもので，ご家族で力強く歩いているような絵となりました．

　しばらくして，奥さんから当院宛てにお手紙が届きました．そこには夫だけでなく，家族全員のことを気にかけてもらったこと，家で家族全員でお別れができたことへの感謝の気持ちが綴られていました．

 なんのために，そこまでするのかな

 質の高い在宅医療が今後の日本に必要だからよ

　野田さんは，われわれを大きく成長させてくれました．院内で野田さんの振り返りをした際に，看護師から「医療従事者は先導者ではなく，伴走者でよいのだ」という意見が出ました．人生の最期をどうすごすのか，その支援方法を医療従事者が先導するのではなく，患者さん本人とご家族と一緒に考えていくこと，「これがやりたい」という患者さん本人の意思を最優先して支援していけばよいのだと，野田さんとのかかわりのなかで学んだのです．

当院のリハビリスタッフは，緩和ケア期のリハビリでは「希望の実現」に主眼を置くといっています．ADLの改善を目的にするのではなく，QOLに視点を置くのです．これは，緩和ケア期のリハビリだけでなく，在宅医療そのものにいえると私は思います．

　患者さんが「自分らしく，よりよく生きる」ためにお手伝いをすることが，われわれの役目なのです．医療も，患者さんが望む生き方を支援するための手段の1つにすぎません．患者さんは身体が楽になれば，やりたいことが出てきます．それを全力でサポートすることが，医療・介護従事者の役目です．

　今，終末期医療のあり方が問われています．治す医療に専念し，発展してきた日本の医療は老衰による終末期の患者さんにさえ，輸液などの医療行為を施し，最後まで治療しようとしてきました．人生の最期が，医療行為主体であってよいのか，国民はそれを望んでいるのか．治療法がないのであれば，患者さんのQOLを高めて，安楽にすごすための医療の提案があってもよいのではないかということなのです．このことは，今後日本が迎えるといわれる多死社会や医療体制の不安に対する前向きな対策でもあります．

　患者さん本人の生き方に向き合う医療は，在宅医療が最も得意とする分野です．質の高い在宅医療が普及すれば，治らない病気や障害をもった患者さんは，安心して，喜んで自宅に戻れるようになります．自宅での看取りももっと増えていくでしょう．そうなれば，病院は本来の「治す医療」に専念でき，結果として医療従事者の疲弊を防ぐことができると考えています．それが2025年問題解決の1つとなると私は信じています．そのためにも，質の高い在宅医療が全国に広がることは急務なのです．

　「終わりよければ，すべてよし」．人生の最後を「楽なように，やりたいように，後悔しないように」すごせれば，「あの人の人生はいろいろあったけど，最期は幸せだった．つらいけれど，やれるだけのことはやったのだから」と，後に残る家族の生きていく力になっていくのだと信じています．

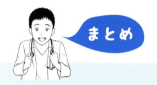

　私は,患者さんやご家族に在宅療養の方針を話すとき,この「楽なように,やりたいように,後悔しないように」という言葉を必ず話します.「後悔しないように」という言葉に,「大切な人が亡くなって後悔しない人はいない」と仰る方もいますが,すべての選択肢を考え,患者さんとご家族の揺れる気持ちに寄り添って考えるというプロセスを踏めば,最終的にそれが正解だったといえるのではないでしょうか.

　在宅医療や在宅療養を行うときに気をつけるべきことは,ほかにも,もちろんたくさんあるのですが,大きな方向性は私はこの言葉に集約できるのではないかと思います.ただ,一人ひとりにとって最善は,それぞれ違います.その人にとっての最善は何なのか,ご本人の立場に立って,考えることが大事です.人はいつか必ず亡くなります.そのことにしっかりと向き合ったうえで,亡くなるまでどうよりよく,より自分らしく生きるのか,患者さんと同じ目線で考えていきたいものです.

システム編

第2話

スタッフを疲弊させない24時間当番体制を構築する！

永続する医療を提供するために

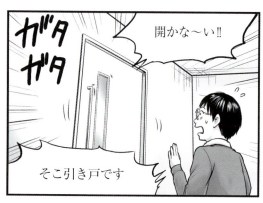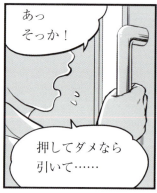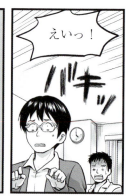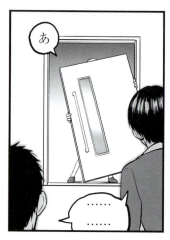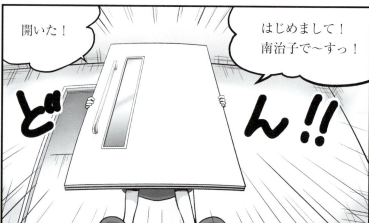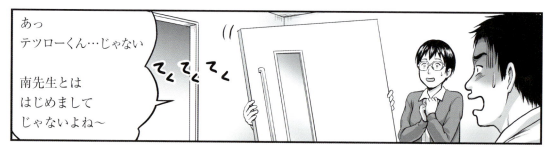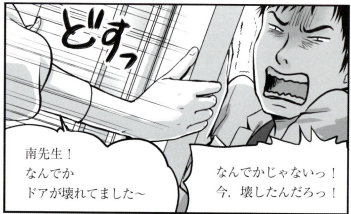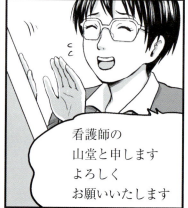

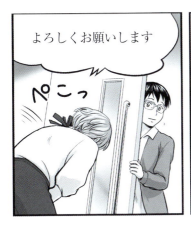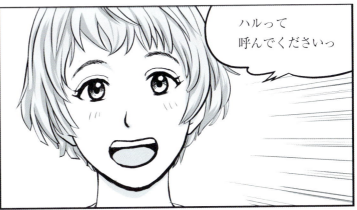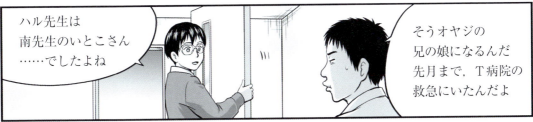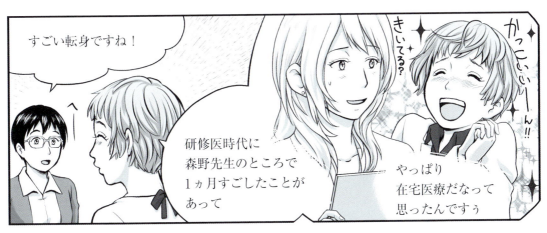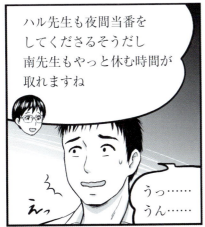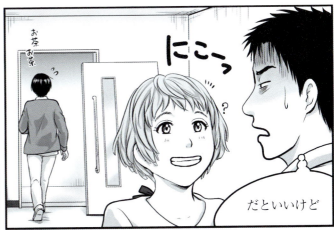

当番体制づくりって，そんなに重要？

 医療を継続させるために必要なの

　2000年に，私は1人でたんぽぽクリニックを開業するに当たり，絶対に医師の複数体制を敷こうと考えていました．それはもしも私が病気やケガなどで働けなくなったり，最悪の場合は死んだとしても，地域で在宅医療が永続できるようにと考えていたからです．そのきっかけとなったのは，たんぽぽクリニックを開業するために辞めた明浜町国民健康保険俵津診療所のある俵津地区の変化でした．医学生時代のサークル活動として行った愛媛県内の離島やへき地でのボランティアを通して，私はへき地医療を志し，愛媛大学から自治医科大学に進みました．自治医科大学での研修後，高知県の病院勤務を経て，愛媛県南西部にある国保俵津診療所に所長として赴任したのです．

　1996年当時，人口約1,600人の俵津地区で，患者さんに求められるまま，自然の成り行きで訪問診療を行うようになりました．今と比べればとても未熟な在宅医療でしたが，それでも外来をこなしながら30〜40人の在宅患者さんを訪問し，地域で亡くなる方の1/3を自宅で看取るようになっていました．しかし，私の後任の医師は，往診を行わないという方針でした．そのため，地域での看取りはゼロになってしまったのです．

　いくら自分が理想的な医療を地域に提供したいと思っても，自分がいなくなってしまったら存続できない……．そんなことでは，患者さんだけでなく地域の人を振り回すことになってしまいます．病気になったとき，家族に介護が必要になったときに，あの病院のあのサービスを受けながら生活していこうと漠然と考えている地域住民の将来設計を，医療従事者の都合で壊してしまうことになるのです．

　質の高い在宅医療を目指すに当たって，24時間体制にもレベルがあります．在宅療養支援診療所の届け出要件には，24時間往診・訪問看護ができる体制の確保があげられていますが，その対応には次の4つのレベルがあると私は考えています．

24時間体制の4つのレベル

第1段階：電話対応のみ
第2段階：訪問看護での対応
第3段階：往診でも訪問看護でも対応できる
第4段階：いつでもどんな対応でもできる

患家や施設からかかってきた連絡に対して，電話だけの指示ですませるのが第1段階，看護師が訪問して対応するのが第2段階．夜間や休日の連絡に，看護師だけでなく医師も対応し，必要に応じて往診も行うのが第3段階です．「このレベル以上に何を？」と思われるかもしれませんが，急変や看取りまで，どんな状況にもいつでも対応できるのが第4段階なのです．どんなに優秀で情熱があっても，1人の医師でこの第4段階レベルの対応を24時間365日行うことはできません．医療者が疲弊せずに質の高い在宅医療を提供し続けるためにも，医療者が疲弊しない当番体制づくりは必須なのです．

たんぽぽ方式って？

 4人1ユニットで当番を組む方法よ

　今でこそ，たんぽぽ方式として，医師・看護師それぞれ4人1ユニットで夜間や週末の当番を担当するとよいですよと話しているのですが，それに至るまでには紆余曲折がありました．
　自分1人で開業しようとした時点から，海のものとも山のものともわからない在宅医療で複数の医師体制を考えていたのかと驚かれますが，さすがに開業当初は，私も人を雇うことに不安がありました．しかし，開業半年もすると，「これはとてつもなく発展する分野になる！」と思いました．高齢者から小児，神経難病や末期がんと多種多様な患者さんをどんどん紹介され，在宅医療はとにかく地域で必要とされていると確信したのです．だからこそ，1人でやっていては長続きしないとの思いを強くしたものでした．
　医師2人体制になるまで，私は1人で週末と夜間の当番をしていました．1日も休みがとれない私の状況を見かねた友人の医師が，「君が留守の間，僕が患者さんを診てあげるから，家族で旅行にでも行ってこいよ」といってくれ，開業以来初めて休みをとって，近県に家族と出かけたのは開業して1年が経った頃でした．時には晩酌でリラックスしたい夜もありました．そんな夜の往診時は妻が運転をしてくれて，子どもたちもまだ小さかったため，寝ている子どもたちを起こさないように診療車に乗せて，一家総出で出かけたことも，今では懐かしい思い出です．
　医師1人体制が3年間続き，ついに念願の医師2人体制が実現しました．当番は交互で担当することができ，やっと定期的に休みがとれるようになりました．しかし，1人が夏休みなどで長期に休んだ場合は，すべての負担がもう1人にかかり，医師1人体制と変わりません．3人体制になっても，1人が休むと夜間当番と週末当番の連続になり，けっして「疲弊しない当番体制」にはならなかったのです．開業から5年が経って常勤医が4人に

なったとき，「これで疲弊しない当番体制がつくれる！」と初めて思えました．

それが4人1ユニットのたんぽぽ方式と私が呼んでいるものです．4人1ユニット制とは，医師4人で夜間や週末の当番を回すシステムで，週末を金曜の夜から月曜の朝までとし，4人で対応すれば，医師は平日は週に1回夜間当番を，そして週末は月に1回担当するだけですみます（表2-1）．そして，夏季休暇や年末年始の長期休暇も，交代でとれば，ほかの医師にあまり負担をかけずに取得可能です．また，この当番の間隔だと，詰まりすぎず開きすぎずで，当番の勘も鈍らずにちょうどよいのです．

医師だけでなく，看護師も同様の4人1ユニットで当番体制を敷いています．当院では，患者さんを南エリア，北エリアの2つに区分し，医師も看護師も北チーム，南チームに分けていて，南北の2チーム体制に医師の4人1ユニット当番体制をかけ合わせています．これによって医師の当番体制に余裕が生まれ，後述のへき地診療所の運営も可能になっているのです．

当院の当番体制の仕組みですが，当番時の患者さんからのファーストコールは，まず看護師が対応することになっています．夜間とはいえ，患者さんからの連絡は，往診などの緊急を要するものだけではありません．翌日の訪問時間の変更であったり，深夜になって不安な気持ちが強くなったから話を聞いてほしいといった相談事など，看護師が対応したほうがよい連絡もあれば，一刻を争い，当番医が駆けつけるよりも救急車を呼んだほうがよい場合もあります．それらの判断をいったん，看護師が行い，必要であれば看護師から当番医に連絡するのです（図2-1）．

たとえば当番医が北チームの場合，北エリアの患者さんからの往診要請であれば，医師は1人で往診に向かいます．しかし，普段訪問診療に行っていない南エリアの患者さんを訪ねる際は，患者さんの家もわからなければ，普段の様子も知りません．そこで，南チームの看護師が往診に同行するのです．患者さん家族も，知らない医師が1人で夜中に来るよりも，見知った看護師が一緒に来るほうが安心するはずです．

ただし，第4段階レベルの24時間対応を提供するには，スタッフが疲弊しない24時間365日の当番体制づくりだけでなく，患者情報の共有のためのシステム構築や，同一患者さんにかかわるスタッフ間での治療・ケア方針の統一，また多職種・他事業所との連携も欠かせません．

表2-1　たんぽぽ方式（4人1ユニットモデル）の具体例

	月	火	水	木	金	土	日
第1週	A	B	C	D	A	A	A
第2週	B	C	D	A	B	B	B
第3週	A	B	C	D	C	C	C
第4週	D	A	B	C	D	D	D

医師Aは週に1回の夜間当番，月に1回週末当番を担当．

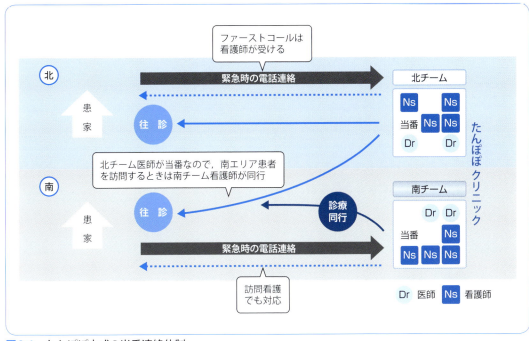

図 2-1 たんぽぽ方式の当番連絡体制

 夜間の往診にも，しっかり対応すればいいんですね！

 そうね．でも，「夜間に往診しない状態をつくる」ことのほうが大切よ

　夜間の往診要請にしっかり応えることは大切ですが，夜間の往診が必要でなくなるくらいに日中の訪問診療を十分に行うことのほうが大切です．夜間の往診は日中に比べて費用も高くなりますし，何よりも夜間に体調が悪くなると患者さんもご家族も不安です．また，患者さんやご家族によっては，「こんな時間に来てもらうのは申し訳ない」と遠慮して，往診依頼の連絡をしない方もいらっしゃいます．患者さんにとっても，夜間の往診はないに越したことはない，ないほうが安心なのです．

　そのためにクリニック側でできることがあります．時間外の対応を減らしながらも，患者さんの満足度を上げるために，当院では次の4つを実施しています（**表 2-2**）．

表2-2 時間外対応を減らし，患者満足度を上げるための工夫

❶ 夜間に連絡があって対応した患者さん宅には，翌朝電話をかけて様子を確認し，その日の日中にできるだけ訪問するようにする	❷ 患者さんやご家族が不安にならないように病状に合わせた訪問頻度を設定する
❸ 今後予測される変化や，それに対する対応方法をあらかじめ患者さん・ご家族に説明しておく	❹ 24時間いつでも電話連絡ができること，相談できることを患者さん・ご家族にしっかりと伝えておく

❶ 夜間に連絡があって対応した患者さん宅には，翌朝電話をかけて様子を確認し，その日の日中にできるだけ訪問するようにする

　夜間に電話連絡があった患者さんや往診に赴いた患者さんのところには，翌朝，電話を受けた当番看護師が連絡をして様子を確認するようにしています．この連絡は患者さん，医療従事者側双方にメリットがあります．不安な夜をすごした患者さん・ご家族は，朝に医療機関から連絡を受けることで，「相談や往診のされっぱなしではない」と感じます．実際，こちらから連絡をとると，ご家族はとても安心されて，喜ばれます．また，われわれも，その後の経過を知ることができます．その連絡は，始業開始となる朝8時30分までにすませ，昨夜の連絡や往診の様子とともに，今朝の様子を朝のミーティングで合わせて報告するのです．

　そして，朝，状態確認をして回復していたとしても，その日に再度診療にうかがいます．そうすることで，夜間にまた状態が悪化することを防げますし，検査や病院受診が必要となった場合にも日中の時間帯であれば十分な対応ができます．

❷ 患者さんやご家族が不安にならないように病状に合わせた訪問頻度を設定する

　在宅時医学総合管理料を算定するには，月1回以上の訪問診療を行えばよいわけですが，どんな人にも月1回や2週間に1回の診療でよいはずはありません．退院直後であったり，病状が変わったりしたとき，末期がん患者さんや終末期の患者さんの場合は頻回に訪問します．

　在宅患者さんは，24時間医療従事者がそばにいる病院を出て，家族だけで過ごす自宅へと帰ってくるわけですから，自宅に戻ってきた安堵とともに医療従事者がそばにいないという不安も抱えています．そんなときに頻回な訪問診療を受けることで，患者さんもご家族も在宅医がちゃんとサポートをしてくれていると実感されるのです．

　では「患者さんとご家族を不安にさせない訪問頻度」とはどの程度でしょう．「週に1回訪問診療に行って，あとは訪問看護が何度か訪問すればよいのでは」と考える方もいらっしゃいますが，たとえばこんなケースを想像してみてください．ある患者さんに週に1回訪問診療を行っていて，その患者さんが亡くなったとしたら，ご家族はよく診てくれたと感じるかどうか……．ご家族は「あの先生は，よく診てはくれなかった」と思うのではないでしょうか．こちらの都合や考えで訪問頻度を決めるのではなく，患者さん・ご家族と相

談しながら決めていただきたいと思います．

❸ 今後予測される変化や，それに対する対応方法をあらかじめ患者さん・ご家族に説明しておく

　たとえば，末期がんの患者さんに痛み止めとして飲み薬しか処方されておらず，ある夜，薬を飲み込めない状態になったら……．患者さんは「痛みがひどいが，薬が飲めない．どうしたらよいのか？」と時間外に連絡をするでしょう．さらに「急に薬も飲み込めない状態になって，大丈夫なのか？」と不安も募らせるのではないでしょうか．

　しかし，「痛み止めとして飲み薬を出しておきますが，飲めないときは坐薬が使えるよう，坐薬も出しておきます」とあらかじめ説明し，対応しておけばご家族はどうされるでしょうか？　ご家族は，飲み薬が飲めなければ，坐薬で対応するでしょうし，医師から「飲み薬が飲めないとき」と事前に説明されているので，患者さんである家族が「薬が飲めない状態」になっても，さほど慌てることもないはずです．

　このように事前に予測できる変化は家族にもあらかじめ説明し，対処をしておく，次の一手を打っておくと，家族の安心感は増し，時間外対応の負担も軽減できるのです．

❹ 24時間いつでも電話連絡ができること，相談できることを患者家族にしっかりと伝えておく

　死が近づいた家族を自宅で看取りたいと覚悟はできていても，家族の不安は尽きないものです．その不安の多くは，人がどのような過程を経て亡くなるのかという知識がないために起こります．そこで当院では，「人がどのような過程を経て亡くなるのか」ということを述べた冊子『家で看取るということ』（看取りのパンフレット／詳細はp.99）をご家族にお渡しして，説明するようにしています．

　冊子でお渡しするのは，後から何度でも読み直せるうえに，説明時に同席していなかった家族も読んで知識を得られるからです．

　このように事前に打てる手は打っておく．そのうえで「24時間いつでも電話連絡や相談ができる」ことを伝えておきます．患者さん・ご家族は，いつでも対応してもらえるとわかると，その安心感から，逆に時間外の電話が少なくなるものです．

▼ 患者さんやご家族と医療従事者の気持ちのギャップを埋める魔法の言葉

　当番体制を構築し，24時間対応を実践するなかで，どうしても患者さん側と医療者で気持ちのギャップが生じることがあります．

　たとえば，「37℃前後の熱があるので，心配」という電話が夜間に患者家族からかかってきたとします．医療者側からすれば，37℃前後の微熱なら，往診するほどではないと考え，「体をクーリングし，熱が上がってくるなら，解熱薬を使用してみてはどうか」というようなアドバイスをし，電話対応で済ませてしまうことも多いと思います．

　しかし，患者さん側の思いはさまざまです．微熱といっても，うまく電話の窓口では表現できないが，非常にしんどさがあり，不安が強い場合もあると思います．熱以外にうま

く表現できないが，とにかくしんどいので，医師に診てもらいたいと思っている場合もあるでしょう．そんなとき，電話対応だけで済ませると電話をかけたのに，きちんと対応してくれなかったという思いが残ることになります．そのような思いが残ると，今後も何かあったとき対応してくれないのではないかという不安が患者さん側に残ってしまいます．患者さん側に立ってみれば，夜間に電話をかけること自体が，ハードルが高い行為です．安心して在宅で療養していただくためには，そのハードルを少しでも下げてあげる必要があるのです．

　このようなケースは，24時間対応の現場で日常的にありますが，このようなとき矢面に立たされるのは，電話のファーストコールを受ける立場の職員です．

　当院では，看護師となります．ファーストコールを受けるのは，ただでさえ，精神的な負担になりますし，その時その時で最善の判断をすることが望まれるので，少しでも負担を軽くすることが必要です．当院では，このような「患者さんやご家族と医療従事者の気持ちのギャップ」を埋めるためにある言葉をかけるようにファーストコール担当者に指示しています．患者さんやご家族と医療従事者の気持ちのギャップを埋める魔法の言葉です．

　それは，「往診しましょうか？」という言葉かけです．当院では，患者さんから往診を依頼されれば，必ず往診してくださいと医師に伝えています．往診するという行為は，時間外の対応のなかで，最高の対応ですので，その最高の対応をしましょうかと問いかけるのです．患者さんもわざと医師に無理をいおうと思う人はいませんので，往診するほどではない状態の時は，「電話指示で良いです」とか「どのような薬を飲めばいいか教えてください」などというはずです．

　反対に，本当に往診を望んでいる場合は，「往診して頂けますか？」といいやすくなると思います．実際に往診して，何か重要な症状が隠れていた場合は早めに対処ができますし，もし，たいしたことがなかった場合も，次からこれくらいだったら大丈夫という安心が生まれます．何より，何かあればいつでもきちんと対応してくれるという患者さん側にとっての安心感が生まれ，信頼関係は強く深まるのです．不安なときに，どのような対応をするかで，患者さんと医療者の信頼関係は大きく変わると思っています．

このシステムをほかで使えないかな？

へき地の診療所運営にも応用できるのよ

　このシステムは，在宅医療以外にも応用できます．経営や医師確保が困難といわれるへき地の診療所を，当法人ではこれらの在宅医療のノウハウを応用して運営しています．

　愛媛県西南部の俵津診療所を辞め，松山市でたんぽぽクリニックを開業して10年が経った2010年，年間3,000万円の赤字が続く俵津診療所が市町村合併のあおりを受けて廃止されることになりました．そのときに住民の方から「どうにかしてほしい」と懇願され，恩返しの気持ちもあって，俵津診療所を当法人で運営できないかを考えたのです．そして，2011年4月，西予市から民間移譲を受けて，たんぽぽ俵津診療所を開設しました．

　たんぽぽ俵津診療所の特徴は，職員の雇用，医師の勤務形態にあります．コメディカルと事務員は地元で採用し，医師は松山市にあるたんぽぽクリニック（本院）と兼務しているのです．たんぽぽ俵津診療所では，たんぽぽクリニック（本院）に勤務する医師が交代で診療を行います．月曜日はA医師，火曜日はB医師というように担当制にし，1人の医師が常駐するのではなく，チームで診療所を運営しています（図2-2）．

　月曜日を担当するA医師は月曜日の早朝に松山を発ち，俵津診療所に向かいます．俵津診療所では，午前中は外来を，午後からは訪問診療を行っており，その日の診療を終えたA医師は翌朝まで俵津にとどまって夜間の急患や往診に備えます．そして翌日，火曜日担当のB医師が俵津に向かう頃，A医師は松山に帰り，たんぽぽクリニックで勤務するのです（図2-3）．

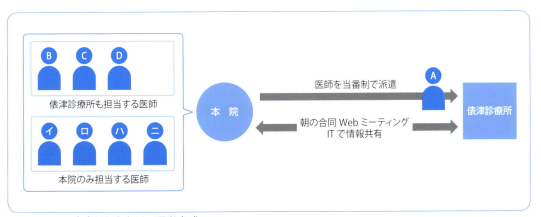

図2-2　たんぽぽ俵津診療所の運営方式

		月	火	水	木	金	土	日
俵津診療所と本院担当のA医師	日中の勤務	俵津	本院	本院	本院	本院	休み	休み
	夜間当番	俵津						
	週末当番					本院	本院	本院／俵津
本院担当のみのイ医師	日中の勤務	本院	本院	本院	本院	本院	休み	休み
	夜間当番	本院						
	週末当番					本院	本院	本院／俵津

本院週末当番は原則2ヵ月に1回
俵津診療所は電話待機で2ヵ月に1回

常勤医は月に1回は週末当番を担当する

図 2-3　本院のみ勤務の医師，俵津診療所＆本院勤務の医師の週間当番モデル（それぞれ月曜日の夜間当番を例とする）

俵津診療所は土曜日も診療日のため交代で担当する．
土曜担当が日曜朝まで夜間当番も対応．
日曜朝から月曜朝までは，常勤医師8人で電話待機当番として対応し，必要時には松山から赴く．

　当院には常勤医が9人いますので，常勤医は月曜〜木曜の平日に1度は松山市の本院か，俵津診療所で夜間の当番を担当します．原則として，俵津診療所で夜間当番をする医師は，本院の平日夜間当番は担当しません（もちろん，休暇取得の関係などで担当する場合もあります）．また，金曜〜月曜朝までの本院の週末当番は原則2ヵ月に1回，俵津診療所は土曜日も外来診療日のため，日曜のみ電話待機当番で，こちらも原則2ヵ月に1回担当が回ってきます．よって，常勤医は月に1回は週末当番の担当となるわけです．

　へき地医療を希望する若い医師もいるのですが，その地に1人で勤務するとなると，1人で地域を診ることの重責や子どもの教育といった医師の家庭の問題もあって，実際に赴任する人材を確保するのはとても困難です．しかし，このように何人かの医師でチームをつくってへき地の診療所を運営すると，リスクが分散され，医師も家族や生活を犠牲にしなくてすみます．その結果，安定的に，継続して診療所を運営できるのです．

　また，住民の気持ちをダイレクトに感じ，必要とされていることを実感できるへき地医療は，疲弊しない体制さえ整えれば，むしろやりがいを強く感じられる医療です．当院の医師たちも，へき地担当を変わるようにいうと，皆，「変わりたくない」というほどです．

　松山市にあるたんぽぽクリニックと西予市にあるたんぽぽ俵津診療所は，毎朝のミーティングで情報交換を行っています．その際に活用するのが，WebカメラとグループウェアのITツールです．このグループウェアを使った情報共有システムも，24時間体制の在宅医療を維持するためにつくったものです．

　毎年3,000万円の赤字を出して廃止にまで追い込まれた診療所は，半年で黒字化し，人口

1,200人の町ですが，24時間体制の診療所と在宅医療という選択肢があり，患者さん本人やご家族が望めば，家での看取りも可能な地域となりました．

これらのシステムやノウハウが優れているから，どの地域でもぜひとも取り入れるべきとは，私は微塵も考えていません．それぞれの地域には，それぞれの特性があるからです．ただ，当法人のやり方が役に立ちそうであるならば，ぜひ参考にしていただければ幸いに思います．

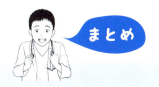

まとめ

十数年前に私が在宅専門クリニックを開業した頃の在宅医療は，「医師が都合のよいときに訪問する在宅医療」が主流でした．しかし，私が目指したのは，「患者が必要とするときに訪問する在宅医療」でした．病院で看取ることが当たり前の社会で，病院から在宅に帰ろうとか在宅で看取りを行おうとする場合に，24時間対応は不可欠だと考えたのです．24時間365日の対応を保証する在宅医療は当時は珍しく，「1人で24時間対応なんてできるわけない」と周囲からも揶揄されたものでした．

しかし，今や在宅医療の管理料の条件として24時間対応が義務づけられる時代となりました．24時間対応は，在宅医療では必要条件に過ぎないようになったのです．しかし，24時間の時間外対応はやはり医療従事者にとって重荷であることにかわりはありません．それぞれの医療機関や地域で医療者が疲弊しないようなシステムを構築することが大切です．疲弊しないシステムを構築することができれば，「いつでも連絡してください」という対応が可能となり，患者さんやご家族も安心して在宅で療養ができることでしょう．そして，24時間対応の必要条件をクリアしてこそ，在宅医療の質をさらに高める取り組みができるようになるのではないかと思うのです．

コラム 1　訪問リハビリの概念を超える活動"DAP"

　ゆうの森のリハビリ課は，別名『エンタメ課』といわれるほど芸達者ぞろいです．法人行事でも，彼らの愉快な芸で場を盛り上げてくれます．彼らのその意気込みは，患者さんのケアにも活かされていて，その活動はDAPと名づけられています．DAPとは，Dream Activity Projectの略で，患者さんの夢や希望を聞き出して，それを実現するプロジェクトです．

　「患者さんの夢や希望を実現する」と聞くと，どんなに大層な支援なのかと思われるかもしれませんが，在宅患者さんの夢や希望は「元気な頃によく行っていた，釣りに行きたい」や「好物が食べたい」といったような，ささやかで日常的なものがほとんどです．しかし，それはいい換えれば，食事や趣味など，健康な人が当たり前にやっていることを諦めているということにほかなりません．

　「患者さんのやりたいことを支援することが，リハビリになるのか？」と思われるかもしれません．しかし，患者さんの生きる力を引き出すことがリハビリと考えるのならば，このDAPの活動はリハビリそのものでしょう．

　釣りに行った患者さんは，外出したその日，とてもいい笑顔で過ごし，家で帰りを待っていた奥さんもその笑顔をみて，とても喜ばれていました．そして，以前は外出をとても嫌がっていたにもかかわらず「また，釣りに行かんと！（釣りに行かないと）」と次の外出を楽しみにされています．

　また，リハビリスタッフが患者さんの部屋に置かれていた雑誌から，患者さん自身も気づいていなかった希望を探り出したこともあります．それは，昔よく行った馴染みの店のうなぎの蒲焼を食べたいというものでしたが，その希望をかなえた患者さんはうなぎを食べた後，自室に帰るときに「しんどいな」といいながらも自ら手を出し，スタッフに手を引くように催促し，歩き出したのです．普段のリハビリでは，けっしてみられない行動でした．

　今の機能を維持するために，「筋トレや歩行訓練をしましょう」といわれても，患者さんは，なかなか前向きに取り組む気持ちにはなれないものです．しかし，リハビリを行うスタッフが，自分のやりたいことをうまく引き出して，実現してくれることがわかると，スタッフへの信頼も増すでしょうし，リハビリへのモチベーションも上がります．

　生きがいはどんな人にも必要です．病気や障害があるからと諦めず，患者さんの生きがいをみつけるDAPの活動は，ゆうの森の自慢の1つです．

制度の知識編

第3話

在宅医療を受けられる場所はどこ!?

患者さんに不利益をもたらさないために

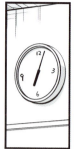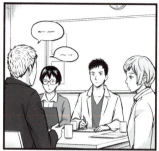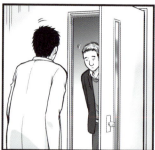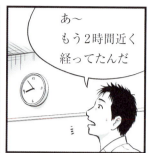

あ〜 もう2時間近く経ってたんだ

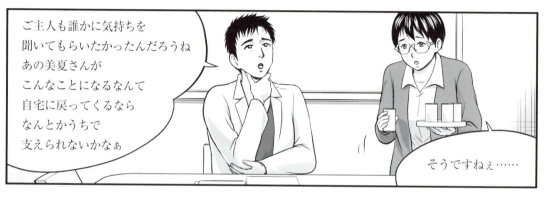

ご主人も誰かに気持ちを聞いてもらいたかったんだろうね あの美夏さんがこんなことになるなんて 自宅に戻ってくるならなんとかうちで支えられないかなぁ

そうですねぇ……

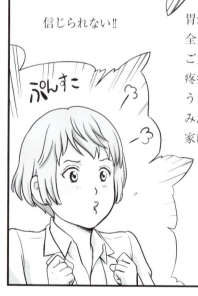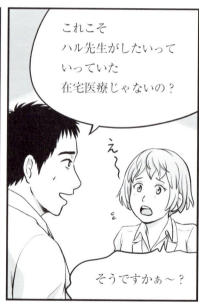

これこそハル先生がしたいっていっていた在宅医療じゃないの？

そうですかぁ〜？

信じられない!!

胃がんの末期で全身に転移もしているし…… ご主人の話だと疼痛コントロールもうまくいっていないみたいなのに，家に戻ってくるんですね

そんなの許可する医師がいるんですねー!! 患者さんにもしものことがあったらどうするつもりなんでしょうね

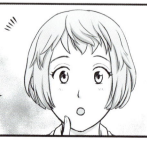

あっ そういえばさっきの話し合いのなかでよく出てきた「看護小規模ナントカ」って何ですか？

小規模な看護師？

小規模な訪問看護ステーション??

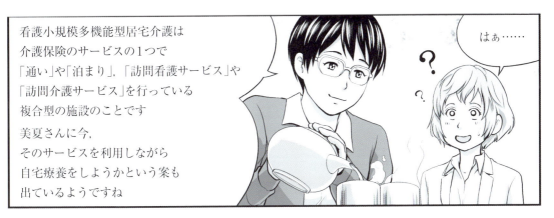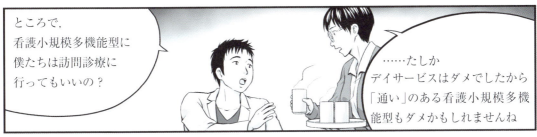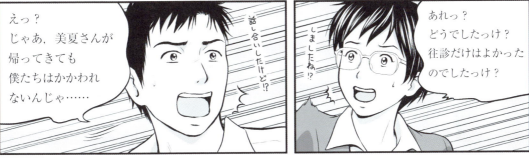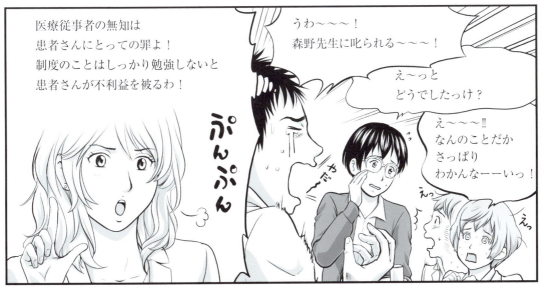

そもそも，在宅医療を受けられる人って？

 重症度や要介護度の基準はないのよ

今回は，在宅医療を受けられる場所，すなわち訪問診療や往診を行って診療報酬が算定できる場所についてお話しします．

その前に，どんな人が在宅医療の対象になるのか，再確認しましょう．在宅医療の適応になるのは，保険診療上，「在宅で療養を行っている患者であって，疾病，傷病のために通院による療養が困難な者」とされています．重症度やADL（日常生活動作），要介護度による基準はないのです．その患者が在宅医療の対象となるかどうかは，主治医の判断によるのです（表3-1）．

ただし，2014年の診療報酬改定では，在宅患者訪問診療料を算定できない例として，「少なくとも独歩で家族・介助者等の助けを借りずに通院できる者など」と通知で示されました．そして，訪問診療が必要な理由や要介護度，認知症の日常生活自立度などを診療報酬明細書の摘要欄に記載する必要が出てきました．

当院も，新規患者さんの相談があっても，その方が独歩で外来受診が可能と判断すればお断りしていますし，訪問診療をしていた在宅患者であっても機能回復して外来通院が可能になれば，訪問診療はいったん終了しています．

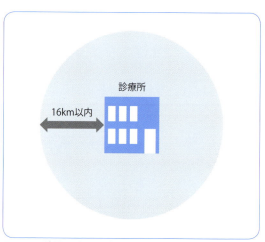

表3-1　在宅医療の対象となる患者

「在宅で療養を行っている患者であって，疾病，傷病のために通院による療養が困難な者」

- 重症度や要介護度といった基準はない
- 主治医が適応かどうかを見極める必要がある

図3-1　訪問できる距離
医療機関の所在地と患者の家の所在地が直線距離で16kmを超える場合，特殊な事情などがある場合を除き，往診料や在宅患者訪問診療料は算定できない．

また，訪問できる範囲も医療機関と患家の距離が16km以内と決まっています（**図3-1**）．16kmを超える場合，往診料や在宅患者訪問診療料は算定できません．しかし，患家の近隣にほかの医療機関がないといった特殊な事情があれば，16km圏外でも認められています．

往診と訪問診療って違うの？

 在宅医療の診療報酬の基本を説明するわね

　在宅医療に携わっていない方には，「往診」と「訪問診療」の違いもわかりにくいかと思います．そこでまずは，在宅医療の診療報酬にどのようなものがあるのかを簡単にご紹介します．

　基本の診療報酬には，「往診」と「訪問診療」，「在宅がん医療総合診療料」，そして「在宅時医学総合管理料」があります．

　2016年度の診療報酬改定では，在宅時医学総合管理料の施設版である「特定施設入居時等医学総合管理料」に大きな改定がありましたので，別項目でご紹介します．

▼ 訪問診療と往診

　訪問診療も往診も，医師が患者の自宅や施設など，普段生活をしてる場所に赴き，診察を行うことですが，「定期的・計画的に行うのか」，それとも「患者の求めに応じて不定期で行うのか」による違いがあります．また，訪問診療と往診では，加算できるものも異なってきます．

❶ 往　診

- 算定する報酬は往診料
- 患者の求めに応じて患家を訪問し医療を行うこと
- 必要があれば1日に2回以上算定ができる
- 深夜・夜間・緊急・休日往診の加算がある

❷ 訪問診療

- 算定するのは在宅患者訪問診療料
- 計画的な医学管理のもと，定期的に患家を訪問して医療を行うこと
- 1患者につき，1医療機関しか算定できない（在宅悪性腫瘍患者共同指導管理料を算定する場合に

限り，患者1人につき2つの医療機関の医師が，1日につき各1回算定できる）
- 1日1回，週に3日までしか算定できない（急性増悪時や「厚生労働大臣が定める疾病等」の場合は4日以上も可能）
- 訪問診療を開始する際には，患者や家族などの署名つきの同意書が必要

初診時に初診料を算定する場合には，在宅患者訪問診療料は算定できません．

在宅がん医療総合診療料

　自宅などで療養をしている通院困難な末期の悪性腫瘍患者に対して，在宅療養支援診療所や在宅療養支援病院が，計画的な医療管理のもとに総合的な医療を提供した場合に算定できる報酬です．末期がん患者に対して，週4日以上の訪問診療・訪問看護を実施すれば，週に4日間しか訪問していなくても算定基準を満たせば7日分算定することが可能です．緊急時の往診料や在宅ターミナルケア加算などを除き，診療にかかわる費用は包括されています．

　在宅療養をする末期がん患者に手厚いケアを行うことを評価した診療報酬です（詳細はp.139）．

2016年度の診療報酬改定で，ここが変わりました！

在宅時医学総合管理料／特定施設入居時等医学総合管理料

　この管理料は在宅医療を手がけている医療機関の経営の柱となる診療報酬です．2016年度の診療報酬改定では，患者の状態や居住場所に応じたきめ細かな評価がなされています．

❶特定施設入居時等医学総合管理料について，名称と対象施設が変わりました！

　新名称は「施設入居時等医学総合管理料」です．対象施設として，今までは在宅時医学総合管理料を算定していた「特定施設以外の」有料老人ホーム，特定施設以外のサービス付き高齢者向け住宅，そしてグループホームが対象となりました（**表3-2**）．

❷細分化された！

　在宅時医学総合管理料（在医総管），施設入居時等医学総合管理料（施医総管）に下記の事項が新設されました．

A．月1回の訪問診療による管理料

　これまでは，月2回以上訪問診療を行わなければ，算定できませんでしたが，2016年度の改訂では月1回でも算定できる管理料ができました．

B．重症度が高い患者をより評価

　末期の悪性腫瘍患者，人工呼吸器を使用している患者など「別に定める状態の患者」という

表3-2 施設入居時等医学総合管理料の改定ポイント

	2016年度の改定前	2016年度の改定後
名　称	特定施設入居時等医学総合管理料	施設入居時等医学総合管理料
対象施設	①養護老人ホーム ②経費老人ホーム ③特別養護老人ホーム ④特定施設	①養護老人ホーム ②経費老人ホーム ③特別養護老人ホーム ④特定施設 ⑤有料老人ホーム（新設） ⑥サービス付き高齢者向け住宅（新設） ⑦認知症グループホーム（新設）

表3-3 2016年度の改定で新設された在宅時医学総合管理科・施設入居時等医学総合管理科の区分

別に定める状態の患者に対し，月2回以上訪問診療を実施している場合	①単一建物診療患者が1人の場合
	②単一診療患者が2〜9人の場合
	③①および②以外の場合（10人以上の場合）
月2回以上訪問診療を実施している場合	①単一建物診療患者が1人の場合
	②単一診療患者が2〜9人の場合
	③①および②以外の場合（10人以上の場合）
月1回訪問診療を実施している場合	①単一建物診療患者が1人の場合
	②単一診療患者が2〜9人の場合
	③①および②以外の場合（10人以上の場合）

項目があり，重症度の高い患者の管理料が新設されました．

C.「同一建物居住者の場合」の評価を，単一建物内での診療人数によって細分化

単一建物診療患者が1人の場合，2〜9人の場合，10人以上の場合で異なります．

在宅時医学総合管理料および施設入居時等総合管理料は，表3-3のように9タイプに分かれることになります．

訪問診療が受けられる場所は？

患者さんが普段生活しているところよ

在宅患者訪問診療料や往診料が算定できるのは，自宅や高齢者住宅などの普段生活し

ている場所に限られます．これは，公民館や特定の患者宅に多数の患者を集めて診療したりすることを防止する目的で定められたのだと思います．しかし，在宅医療を提供できる場所に制限があるのは，あくまで報酬算定上ということです．患者さんはどこにいても，医療が必要であれば受ける権利があります．たとえばデイサービスのような「往診」も「訪問診療」も算定できない場所であっても，必要であれば往診に出かけるべきだと私は考えていますし，職員にもそう伝えています．

　前述したように，在宅医療を受けられるのは「在宅で療養を行っている患者」です．自宅ではなくても，自宅と同じように患者が生活を営んでいる場所であれば，在宅医療の診療報酬を算定できるわけです．いわば「施設」ということですが，施設のなかでも在宅医療が受けられる施設と受けられない施設があります．その見極めポイントは，施設基準に医師や看護師の配置義務があるかどうかです．それぞれの施設の医師・看護職員の配置要件も確認しておきましょう．

　そして，在宅医療を受けられたとしても，在宅がん医療総合診療料は算定できない場所もありますので注意が必要です．在宅医療を受ける場所と算定可能な主な診療報酬点数，そして医師・看護職員の配置については**表3-4**に示します．実際の配置基準には，細かな規定がありますが，ここでは医師や看護職の配置基準のあるなしのみを「○（あり）」，「×（なし）」で表記させていただきます．

　また介護保険施設である介護老人福祉施設（特別養護老人ホーム），介護老人保健施設（老人保健施設），介護療養型医療施設（療養型病床）といった医師の配置義務がある施設では，在宅医療は行えません．ただし，特別養護老人ホームについては，往診は可能です．また，末期の悪性腫瘍患者と，死亡日から30日以内の患者については，訪問診療料と施設入居時等医学総合管理料の算定ができます（**図3-2**）．（詳細は，[通知]特別養護老人ホーム等における療養の給付の取扱いについて平26保医発0328第2号を参照ください）．

　デイサービス（通所介護）に関しては，生活の場とみなされないため，往診も訪問診療も算定できません．

　ところで，ご夫婦ともに在宅患者さんという場合もありますが，その際の算定はどうなるでしょう？　親子や夫婦など，同一世帯に複数の患者が同居している場合，それらの患者さんは「同一患家」の患者とみなされます．同一患家で2人以上診察した場合は，1人目は在宅患者訪問診療料を算定し，2人目以降は初診料・再診料（外来診療料）および検査や投薬，処置などのみを算定するのです．老人ホームでも，夫婦で同室であれば，同一患家とみなされます（同じ建物のほかの患者さんを診療しなかった場合）．

表3-4 在宅医療を受けられる場所と算定可能な主な診療報酬

場　所	訪問診療	往　診	管理料	管理料改定後	在宅がん医療	医　師[*1]	看護職[*1]
自　宅	○	○	在宅時医学総合管理料	在宅時医学総合管理料	○	―	―
＜特定施設ではない場合＞サービス付き高齢者専用住宅有料老人ホーム	○	○	在宅時医学総合管理料	施設入居時等医学総合管理料	○	×	×
グループホーム	○	○	在宅時医学総合管理料	施設入居時等医学総合管理料	○	×	○
小規模多機能型居宅介護　看護小規模多機能型居宅介護	○[*5]	○	在宅時医学総合管理料[*5]	在宅時医学総合管理料	○[*5]	×	○
＜特定施設の場合＞サービス付き高齢者専用住宅有料老人ホーム	○	○	特定施設入居時等医学総合管理料	施設入居時等医学総合管理料	×	×	○[*2]
特別養護老人ホーム	○　図3-2参照	○[*4]	特定施設入居時等医学総合管理料　図3-2参照	施設入居時等医学総合管理料	×	○	○
デイサービス	×	×	×	×	×	×	○[*3]

＊1：医師・看護職列の表記○＝配置基準あり，×＝配置基準なし．
＊2：「外部サービス利用型特定施設入居者生活介護」の場合は，看護職員の配置義務はない．
＊3：10人未満の小規模デイサービスの場合は配置義務はない．
＊4：配置医師の場合は算定できない．ただし配置医師でない場合，厚生労働省通知により「緊急の場合または患者の傷病が当該配置医師の専門外にわたるものであるため，特に診療を必要とする場合を除き，それぞれの施設に入所している患者に対してみだりに診療を行ってはならない」と規定されています．
＊5：サービス利用前30日以内に訪問診療等を算定した医療機関の医師に限り，サービス利用開始後30日までは算定可能．

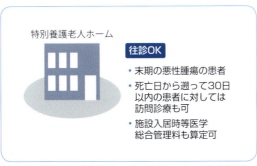

図3-2 特別養護老人ホームで算定できる診療報酬

ショートステイ先に訪問診療はできますか？

できる場合もあるわ

　自宅で療養されている患者さんであっても，短期的に施設入所をされる場合があります．それがショートステイです．ショートステイとは，介護保険サービスの１つで，施設に短期間だけ入所して，食事や入浴といった生活援助や機能訓練を受けるサービスで，利用できる期間は１ヵ月で最大で連続30日までです．介護者が体調を崩したり，旅行や冠婚葬祭で介護ができなくなったとき，また介護者の休息のためにも利用されます．
　ショートステイには短期入所生活介護と短期入所療養介護の２つがあります．

短期入所生活介護（図3-3 **a**，表3-5）

　短期入所専用の施設のほか，特別養護老人ホームなどが併設しているものなどがあります．日常的な生活のお世話やレクリエーション，機能訓練などが受けられますが，原則的に医療的なサービスを受けることはできません．この短期入所生活介護には往診は可能ですが，訪問診療と施設入居時等医学総合管理料の算定はできません．ただし，サービス利用日前30日以内に訪問診療等を算定した医療機関の医師に限り，サービス利用開始後30日までは，訪問診療と施設入居時等医学総合管理料の算定は可能です．

短期入所療養介護（図3-3 **b**，表3-5）

　介護老人保健施設や療養病床などを利用して提供されるサービスです．日常的な生活の世話のほかに，看護や機能訓練といった医療的なサービスが受けられます．訪問診療や在

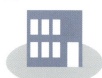

a 短期入所生活介護の場合
往診OK（配置医師以外に限る）
・配置医師や併設医療機関などの医師**以外**は往診 OK
・サービス利用日前 30日以内に訪問診療等を算定した医療機関の医師に限り，サービス利用開始後30日までは訪問診療も施設入居時等医学総合管理料も算定可

b 短期入所療養介護の場合
往診OK（配置医師以外に限る）
・配置医師や併設医療機関などの医師**以外**は往診OK
・在宅患者訪問診療料は算定不可

図3-3　ショートステイで算定できる診療報酬

表3-5 ショートステイで算定できる診療報酬と，施設の医師・看護師の配置の有無

	初診再診料	往診料	在宅患者訪問診療料と施設入居時等医学総合管理料	在宅がん医療総合診療料	医　師	看護師
短期入所生活介護	○（配置医師を除く）	○（配置医師を除く）	○*1	×	○	○
短期入所療養介護	○（配置医師を除く）	○（配置医師を除く）	×	×	○	○

*1：サービス利用前30日以内に訪問診療等を算定した医療機関の医師に限り，サービス利用開始後30日間に限り可.

宅がん医療総合診療料は算定できませんが，短期入所療養介護施設に併設されている医療機関以外からの往診は認められています.

看護小規模多機能では，どうなるの？

泊りの場合なら算定可能よ

　今回，南医院で話題になっている「看護小規模多機能」についてです．正式には「看護小規模多機能型居宅介護」という名称で，「訪問看護」と「小規模多機能型居宅介護」を組み合わせて提供する，介護保険サービスの1つです．創設当初は「複合型サービス」と呼ばれていましたが，2015年度の介護報酬改定時に「看護小規模多機能型居宅介護」と変更されました．施設への「通い」や短期間の施設での「泊り」そして，利用者の自宅への「訪問介護」を組み合わせたものが小規模多機能型居宅介護ですが，そこに看護師による訪問看護がプラスされているのです．

　患者さんが重度要介護の状態になっても，住み慣れた地域で最期まで暮らすために，医療・介護サービスや生活支援サービス，住まいなどを一体的に提供する「地域包括ケアシステム」の中核として創設されたのが，この小規模多機能居宅介護であり，看護小規模多機能居宅介護です．

　小規模多機能型居宅介護と看護小規模多機能型居宅介護のメリットには次のようなものがあります．

- 1つの事業所で「通い」，「泊り」，「訪問」のサービスを行い，ケアマネジャーも同事業所のスタッフなので，トータルなケアプランのもと，利用者はどこでも顔なじみのスタッフからサービスを受けることができる．
- 必要に応じて，デイサービス，ショートステイ，訪問介護や看護を使えるので，ケアプ

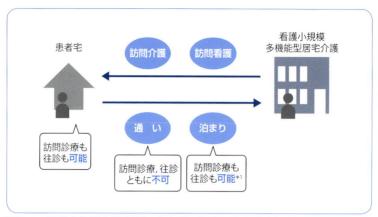

図3-4　看護小規模多機能型居宅介護で算定できる診療報酬
＊1：サービス利用前30日以内に自宅で訪問診療等を算定した患者に限る．

ランをつくり直す必要がない．
- 1ヵ月の利用料が定額なので，介護費用の増加を気にしなくてもよい．
- 定員が25人の登録制のため，事業所スタッフと利用者の距離感が近い．

　小規模多機能型居宅介護は，ヘルパーが中心のサービス，看護小規模多機能型居宅介護は，それに医療的なサービスが付加されていると考えてください．医療的なサービスが付加されている分，がん末期などの看取り期の患者も看ることができ，重症患者が自宅での療養生活を継続させるための強力なサポートになります．また自宅療養生活へスムーズに移行するために，冒頭のマンガの佐藤美夏さんのように退院時から利用するのも一案です．

　この小規模多機能型居宅介護施設および，看護小規模多機能型居宅介護施設への訪問診療ですが，条件つき「泊り」の場合なら可能です．そして，「通い」の場合ではデイサービスと同じ扱いになるので不可です（図3-4）．

　「泊り」の場合はサービス利用前30日以内に訪問診療等を算定した患者に限り，訪問診療と在宅時医学総合管理料，在宅がん医療総合診療料の算定が可能です．なお，看護小規模多機能型居宅介護の訪問看護は，原則的には介護保険の訪問看護ですが，医療保険適用時には医療保険からの訪問看護になります．

 往診や訪問診療が可能な施設を，在宅看取りの強力助っ人を活用してくださいね

　往診だけは可能であったり，訪問診療の条件に「末期の悪性腫瘍の場合」や「死亡日から遡って30日以内」という条件のある施設があることがおわかりいただけたと思います．こ

れは，制度的にも末期がんの患者さんの在宅療養の支援や，非がん患者さんの看取りを支援しているものだと考えられます．

また，特定施設やグループホーム，小規模多機能型居宅介護では，介護保険の訪問看護は利用できませんが，医療保険の訪問看護であれば利用できます．すなわち，急性増悪時や終末期など特別訪問看護指示期間と「厚生労働大臣が定める疾病等」，に該当する神経難病や末期がんなどの重症の患者であれば，訪問看護が利用できるということです．

患者さんやご家族に介護や看取りの不安があるときは，このような施設と連携をして患者さんとご家族をサポートするといった，「地域で自宅介護や自宅での看取りを支える体制」を築いていかれてはいかがでしょう．施設の利用者が急性増悪や終末期となれば，特別訪問看護指示を出して，施設外から訪問看護を行い手厚い医療ケアをすることで，患者さん・ご家族の不安だけでなく，施設職員の不安を軽減することもできます．

特別養護老人ホームにも，「末期の悪性腫瘍」と「死亡日から遡って30日以内」であれば訪問診療や施設入居時等医学総合管理料の算定が可能です．看取り期に在宅医療がかかわることで，特別養護老人ホームの利用者の方も住み慣れた施設で，なじみのあるスタッフからケアを受けながら最期まで暮らすことが可能となるでしょう．

在宅医療の制度は十分整っているわけではありませんが，今ある制度をしっかり理解し，活用するだけでも，住み慣れた場所で最期まで暮らしたいという患者さんの気持ちに寄り添っていくことが可能になるのです．

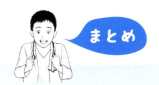

まとめ

どんな場所でも在宅医療を受けられるわけではありません．保険診療にはルールがあり，どのような場所で，どのような時に，どのような医療が提供できるのかを知っておくことは大切なことです．知らなかったでは済まされません．ただ，点数が取れるか否かと，医療を提供すべきかどうかは別問題です．訪問診療の途中で，瀕死の状態で倒れている人がいれば，点数が取れる取れないなど関係なく，助けることでしょう．医療とは何のためにあるのかという本質を忘れずに，患者さんにとっての最善の医療や介護を提供できるようにするのが，在宅医療のプロだと思います．無知は患者さんにとって罪です．このことを胸に刻みながら，日々，プロとして自信を持って最善のマネジメントができるよう，在宅医療の制度にも熟知していきたいものです．

コラム 2　患者家族の言葉が後押しした「たんぽぽのおうち」計画

　たんぽぽクリニックは開業時より，質の高い在宅医療を地域に提供するために，あえて外来も病床ももちませんでした．しかし，2016年2月に16床の病床を開設．入院しても，自宅と同じようにくつろげるように，そして自宅のような温もりがある場所となるようにとの願いを込めて「たんぽぽのおうち」と名づけました．

　"なぜ今さら，病床をつくるのか？"そこには開設以来ずっと感じていた思いと，あるご家族の言葉があります．

　長らく自宅療養をしていても，「最期は不安だから病院で」と希望されるご家族がいらっしゃいます．介護などの不安から入院を希望されるのは仕方がないことですが，ただ，終末期に入院するとなると，ご家族も患者さんも最後の最期になって，入院先で新たな人間関係を築かなければなりません．そのため終末期にさらなるストレスがかかってしまいます．当院に患者さんをお預かりできる設備があれば，介護が不安なときに「いつでもうちにきたらいいよ」といってあげられるのに……と，開業以来，そんな悔しさを感じていました．

　「新しい人間関係をつくるのは大変なんや！」と実際にそうおっしゃったご家族がいました．肺がんの奥さんを自宅で看取った方です．患者さん以外は，このご主人も成人した子どもさんたちも精神発達遅滞があったこともあり，患者さんが自宅で療養を続けることにも課題が山積し，ご家族だけでなく，私たちにも不安がありました．ましてや自宅での看取りは，介護力からも無理ではないかと予測していたのです．それらの不安を軽減するために，私たちは患者さんへの医療的なかかわりだけでなく，行政や多事業所・多職種で連携して，ご家族を丸ごとサポートしていました．ついに迎えた終末期に，私たちはご家族だけでは患者さんを支えきれないのではないかと判断して，緩和ケア病棟への入院を勧めたのです．しかし，ご家族は頑として入院を断りました．

　「先生，入院して新しい人間関係をつくるのは大変なんや！　このまま家で看取ってやりたい！」ご主人の力強い言葉に私はハッとしました．入院するということは，入院先で新たな人間関係を構築しなければならないということ．それは，このご家族にとって想像もつかないほどに困難なことだったのです．

　「自宅での看取りが難しい方が入院しても，自宅を訪れていた医師や看護師で最期まで看てあげられるようにしたい」．それまで浮上しては消えていた病床設立計画が，このご主人の一言がきっかけで動き出したのです．

理念編

第4話

在宅医療で大切なのは，患者さんの不安を取り除くこと

在宅療養を継続させるためのポイント

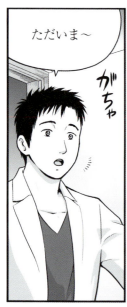
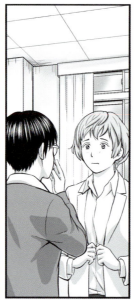
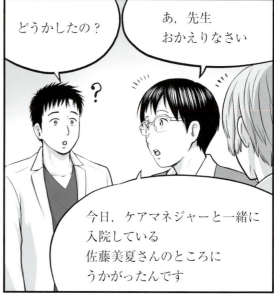
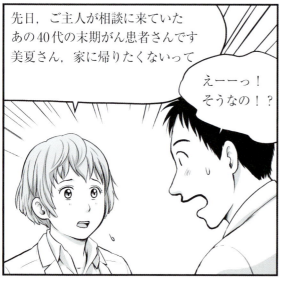
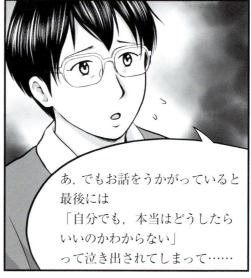
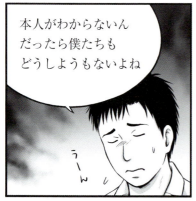
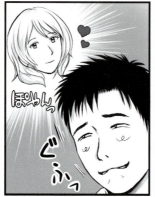
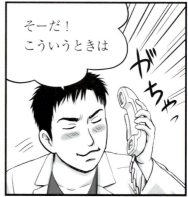

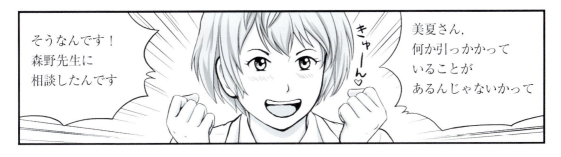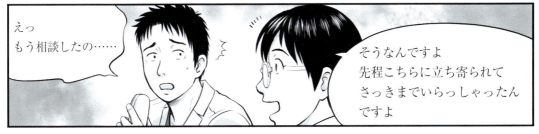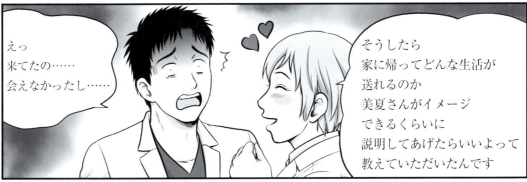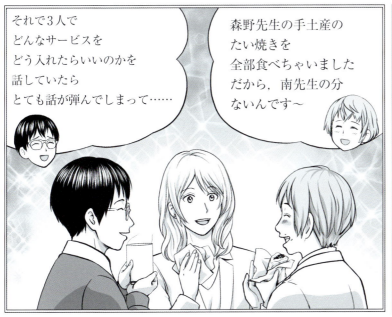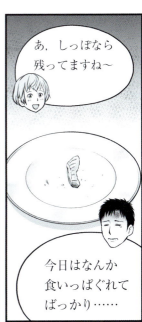

患者さんは病院にいたほうが安心なのでは？

 不安さえなくなれば，誰だって家に帰りたいと思うものよ

　今回のマンガでは，退院して家に帰るために準備を進めていた佐藤美夏さんが，「退院をしたくない」といい出したことから，ちょっとした騒動になったようですね．ところで，当院でも佐藤美夏さんのような末期のがん患者さんで「家に帰りたい」とおっしゃり，ご本人も周りも家に帰る準備をしている最中にもかかわらず，「やっぱり家に帰りたくない」と気持ちが変わる方は少なからずいらっしゃいます．なぜそのようなことが起こるのかというと，やはり家に帰ること，家ですごすことが不安だからです．

　病院であれば，医師や看護師がそばにいてくれて，何かあればすぐに自分のもとに来てくれます．食事も出ますし，療養用のベッドや備品もしっかり整っています．しかし，家に帰るとそういうわけにはいきません．患者さんだけでなく医療従事者も同じように，「患者さんは不安だらけの自宅に戻ることよりも，入院していることを望んでいるはずだ」と考えがちです．

　そこで，1度，自分ならどうしたいか……と想像してみてください．治療を続ければ治るという場合なら，治療に励み，入院も続けられることでしょう．でも，治療を続けたけれども，治る見込みがなくなったときはどうでしょう？　もう治る方法がないとなったとき，家に帰る不安は強くても，心の奥底では，家に帰りたいと思うのではないでしょうか（表4-1）．患者さんの本音に接するためにも，まずは患者さんの思いや不安をじっくりと聴くことです．

　当院で同様のケースがあったときには，退院相談で面識のある看護師が入院先に出かけました．そして，患者さんのいろいろな思いを聞いているうちに，患者さんは涙を流しながら「本当は家に帰りたい．でも，どうしたらいいのかわからない」と話されました．患者

表4-1　患者さんはなぜ，家に帰りたいと思うのか？

1. 家には自分と家族の歴史があるから
　思い出のつまった部屋や調度類に囲まれるだけで，心が落ち着くものである
2. 家族の暮らしのなかに自分もいられるから
　暮らしのなかの何気ない音や匂いに安らぎを感じ，他愛もない会話がいつでもできるという幸せが，そこにはある
3. 好きなことができるから
　わが家であるから，誰にも管理されることがない．自分がしたいことをし，好きな時間に寝たり起きたり，好きなものを食べられる

さんが，「帰りたいけど，不安だから，帰りたくない」といわれるならば，その不安を1つずつ解消してあげてはどうでしょう？

そしてもちろん，「家に帰りたくなくなったなら，無理に帰らなくてもいいんですよ」という言葉もかけてあげてください．患者さんもご家族も，心は揺れるものです．「家に帰ると決めたのに，それを覆すなんて」と患者さんやご家族を責めるのではなく，「決断した後でも，やめたっていいんですよ」とその揺れる気持ちにも寄り添っていきたいものです．

不安をどうやって解決したらいい？

どんな療養生活ができるかイメージしてもらうの

患者さんの不安を具体的にあげるなら，「心身の状態が不安定なまま退院しても，家でやっていけるだろうか？」，「夜，体の具合が悪くなったら，どうすればよいのだろう？」とか，「家だと痛くても我慢しないといけないのだろうか？」といったものでしょう．そしてご家族にも「介護は大変そうだが，本当にやっていけるのだろうか？」，「今，病院でいろんな処置をしてもらっているが，家でも同じことができるのだろうか？」，「人の死を経験したことがないのに，本当に看取ることができるのだろうか？」などの不安があります．

不安を解消し，病院から自宅へ帰ることを決断するために在宅医・スタッフ側が準備するべきことには，次の6つがあると思います．

① 「家に帰れる」という選択肢を提示する
② 自宅ではどのような医療・介護のサービスが必要で，どのような療養ができるかをイメージできる
③ デイサービス，ショートステイの利用，レスパイト入院など，介護者の疲弊を防ぐ方法を考えておく
④ 状態悪化時には，もとの病院にまた入院できるという確約をとる
⑤ 在宅での24時間365日の医療体制を整える
⑥ 必要なときに必要なだけの訪問診療や訪問看護ができる体制を整える

①については，次項で説明します．

②は，患者さんや介護をするご家族が，療養生活をイメージできるように在宅療養のプランを説明することです．

自宅に帰ったら，どんな医療サービスや介護サービスが何回くらい受けられるのか，何かあったときはどこに連絡をし，そこがどんな対応をしてくれるのかを，患者さんやご家

族が思い描くことができ，「家に帰ったら，こんなふうにすごせるんだ」と"イメージできるまで"説明するのがコツです（図4-1）．

　その説明の際に役立つのが，在宅医療の制度の知識なのです．介護保険が使えるか使えないかによって，そして，要介護度によって，患者さんが利用できる医療サービスや介護サービスは異なってきます．また，介護保険の要介護認定を受けていても，患者さんの疾患名によって訪問看護が医療保険になる場合があり，そうなると患者さんが使える介護保険の枠（区分支給限度基準額）に訪問看護分だけの「空き」が出ます．その「空き」をどう活用していこうか？制度の知識が自在に使えるようになると，そんな在宅療養プランを患者さんとご家族に提案することができるようになるのです．

　さらに，介護保険が使える患者さんなら，ケアマネジャーに退院前の早い段階からかかわってもらいましょう．退院後の介護保険のケアプラン相談のほかに，退院に向けて介護用品のレンタルや自宅改修などの準備も進めてもらえます．

　③は介護者の負担の軽減策を提示することです．退院支援の際には，入院先の病院，在宅側問わず，提示してあげてください．大切な家族だから介護をしたいという気持ちがあっても，やはり介護は大きなストレスです．介護者が疲弊してから提案するのではなく，介護を始める前からサービスを提示し，介護者の休息時間を適宜とってもらうことが，在宅療養継続のコツであり，患者さんにとっても良好な在宅療養を確保することになります．

　④の状態悪化時の対応ですが，在宅医側は患者紹介を受けたと同時に状態悪化時の対応を入院先の病院に確認しておくことをお勧めします．さらには退院前カンファレンスでも，再度入院先の主治医に確認しておくと，そこで情報が共有され，同席している患者・家族，そしてほかの在宅側専門職も緊急時の対応に迷わなくてすみます．入院先の病院が「受け入れできない」という場合は，救急当番病院に搬送するという対応で構わないのかということも，退院前カンファレンスの場で病院主治医，患者さんとご家族に確認しておくとよいでしょう．

　⑤の24時間対応ができる在宅医療の体制なくして，「どんな状態の患者さんでも」安心

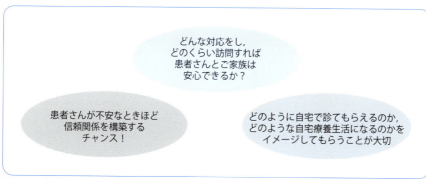

図4-1　患者さんの不安にどう対処するか

して自宅に帰ってくることはできません．日中や夜間であっても，必要なときには往診をしてくれるのか，夜間であっても看取りに対応してもらえるのか，患者さんが安心して在宅療養をするには，24時間どんな場合であっても対応できる医療体制が必要です．

⑥も⑤と同じです．患者さんやご家族が不安に感じない頻度で訪問できるよう，患者さんが必要とするときに必要なだけ訪問診療ができるシステムを構築したり，1つの訪問看護ステーションで対応が難しい患者さんの場合は，その患者さんに2ヵ所目，3ヵ所目の訪問看護ステーションが入れるかを，在宅医療の制度と照らし合わせて考えてみるなどの対策が必要となります．

安心して最期まで暮らせる地域をつくるためにも，在宅医療を手がける医療機関は，⑤，⑥を実現できる体制を整えていきたいものです．

患者さんは家に帰りたいっていい出せるかな？

その鍵は医療従事者が握っているのよ

佐藤美夏さんのように治療の施しようがなくなった状態で，自宅に帰るという選択をする方はどれくらいの割合でいらっしゃるものでしょうか？

「もう，あなたの病気を治す方法はありません」と主治医から宣告されたとき，患者さんは「では，家に帰ってすごしたいと思います」と自らいい出せるものでしょうか．私は，それは難しいのではないかと考えています．「こんな自分が家に帰ったら，迷惑をかけるのではないか」とか「家に帰って何か起こったら，家族だけでどうするのか」といった不安が先に立って，「帰りたいけど，家になんて帰れるわけがない！」と患者さんは考えてしまって，「家に帰りたい」とはいい出せないのではないかと思うのです．

今の日本では，亡くなる方の約80％が病院で最期を迎えています．そんな，病院で療養して亡くなることが当たり前といった社会で，自宅で療養をしたり，看取りたいといい出そうものなら，周囲から「なぜ，こんな状態なのに家で放っておくのか！　入院させないのか！」と非難されます．それくらい，現代の日本において在宅療養はまだまだハードルの高い選択なのです．

家に帰りたいと望む患者さんとご家族は，在宅療養に対する大きな不安を抱えています．自宅でどのような医療やケアが受けられるのか，どれほど費用がかかるのか，緊急時にはちゃんと対応してくれるのか……そんな不安を事前に解消してあげることが大切なのです．

患者さんが「家に帰りたい」と口に出し，決断するための鍵は，実は医療従事者が握っています．医療従事者が「家に帰りますか？」といってあげることで，患者さんは初めて「家

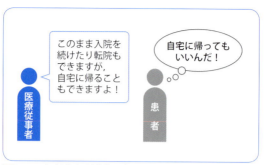

図4-2 患者さんが「家に帰りたい」と決断する鍵は，医療従事者が握っている

に帰る」という選択肢があることに気づくのです．ですからまずは，医師や看護師に「このまま入院もできますが，家に帰ることもできますよ」と，その選択肢を提示していただきたいと思います（図4-2）．

　在宅医療をご存じない医療従事者の方から「では，どんな状態の方なら，家に帰ることができますか？」と質問されることがありますが，私は「どんな状態の方でも家に帰ることができます」とお答えしています．実際，患者さんかご家族が，家に帰りたい，連れて帰りたいとおっしゃるなら，自宅での療養は可能なのです．

　医療処置が非常に多い患者さんで，しかもご家族の介護力も乏しい場合であっても，サポートを十分に行えば自宅に帰ることも，自宅での看取りも可能です．

　66歳の田原健治さん（仮名）がそうでした．田原さんは自宅で小さな会社を経営し，奥さんと息子さん夫婦，幼稚園に通う2人のお孫さんの6人家族で，賑やかに暮らしていました．会社の跡継ぎが決まり，その引き継ぎで忙しい頃，田原さんを病魔が襲いました．歩行困難となり，病院を受診したところ，脳に腫瘍が発見されたのです．実は肺がんが進行していて，脳に転移し，歩けなくなったのでした．

　放射線治療や抗がん薬治療も行いましたが，徐々に状態が悪化し，中心静脈栄養の管や酸素吸入，麻薬の注入器など，医療処置が非常に多い状態となってしまいました．そのため，病院の主治医も，自宅に帰るという選択肢は考えていませんでした．しかし，田原さんが「自宅に帰りたい」といったのです．それを聞いて，「こんな状態で帰れるのか？」と病院の医師や看護師をはじめ，ご家族も思ったそうです．

　紹介を受けた私たちは，まず病院でのカンファレンスを開いてもらいました．ご家族や病院の主治医，看護師のほか，病院の退院支援スタッフやケアマネジャー，訪問看護師が一堂に会して，どうすれば田原さんが退院し，自宅で療養ができるのかを話し合いました．ご家族は田原さんのがんが判明してから，短期間で病状が悪化したため，いろいろな戸惑いがあったようでした．実際に私が田原さんを診たところ，1～2週間ももたないのではないかという印象を受けました．病院の医師や退院支援スタッフも「もしかしたら帰るときに亡くなられるかもしれない」と思っていたようでした．

私たちは患者さんの情報を共有するとともに，在宅でのサービス体制や療養方針などを確認したのですが，そのとき私は，田原さんはもしかしたら，きちんと会社の引き継ぎをしたいと考えているのかもしれないと思ったのです．そして「田原さんには，家族に囲まれながら自宅で有意義な時間をすごしていただきたい」という気持ちでいっぱいになりました．

　田原さんの奥さんは，自身の体力に自信がなく，介護に対する不安も大きかったために在宅チームでさまざまなサポートをしていきました．

　在宅療養を開始して，まず，治療重視の病院医療から，ケア重視の在宅医療への転換を行いました．田原さんの余命は1〜2週間，最悪の場合は2,3日もあり得る状態と考えて，在宅チームと家族との情報の共有と方針を統一しました．中心静脈栄養は段階的に減量とし，発熱を抑えるためにステロイド薬を増量しました．在宅であっても，"楽にするための医療"は十二分に可能なのです．

　訪問診療は1日1〜2回，訪問看護は1日2回，ヘルパーもその間に食事や入浴などの介護を行いました．そのうち，輸液を体内で処理できなくなり，吸引が必要となったため，輸液を減らすと痰も少なくなっていきました．退院してから1週間後，田原さんは自宅で家族に見守られて亡くなりました．

　奥さんからは「最期は苦しまずに逝けたと思います．家に帰ってから，私もゆっくりと眠ることができ，病院にいるときより楽でした．ここまで先生方が熱心に診てくれることを知っていたら，もっと早く自宅に連れて帰ってあげたのに」という言葉をいただきました．

　「早く退院してください，自宅に戻ってください」と躍起になっていわなくても，自宅でも手厚いサポートが受けられるのだとわかれば，患者さんもご家族も催促される前に「自宅に帰ります」というのではないでしょうか．田原さんのような患者さんの場合，余命の見極めと同時にギリギリまで病院で治療を続けるのではなく，早い段階で在宅医療を提案する必要があると思います．

❗ 最期まで，その人らしく，よりよく生きられるような支援を

　亡くなるまで，どのようによりよく生きるのか……．人はいつか亡くなるのですから，これは人生の大きなテーマです．最近では，さすがにがんの告知をしないということは少なくなりましたが，マンガのなかの佐藤美夏さんや先ほどの田原健治さんのように，がんが進行し，転移などの病状が悪化していくと，家族だけがその説明を受け，患者さん本人は蚊帳の外に置かれる場合があるようです．

　もう治せないことや限られた命であると告げられることは，とてもつらいことです．しかし，そのことを知ったからこそ，残された時間をどこでどのように「生きたい」のかを考

表4-2 患者さんが家に帰りたいと希望したときに確認しておくべきこと

①本当に家に帰りたいのか？
②今，一番つらいことは何か？
③家に帰ってやりたいことはあるか？
④医療者側は，在宅でどのような援助が行えるかを提示したか？

表4-3 どうすれば患者さんは家に帰れるのか？

①本当の意味で患者本人の幸せを考える
　（帰りたい本人の思いをキャッチする）
②とにかく楽にする
③限られたいのちに向き合う
④最期の1週間は点滴をしない
　（かかわる医療を最小限にする）
⑤患者の不安を最大限に取り除き，在宅療養をイメージさせる

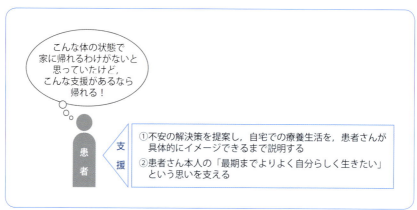

図4-3　患者さんが「家に帰りたい」と思える支援とは

えることもできるでしょう．これから何をしたいのか，どこでどのようにすごしたいのか，また最期をどのように迎えたいのかといった希望を聞くこともできるでしょう．

　そして，それらの希望を聞くと同時に，患者さんが一番つらいと感じていることも聞いてください．患者さんが一番つらいと感じていること，痛みやしんどさ，精神的な不安などを聞き出し，その解決策を提示するのです．病院では治療が優先されて，緩和ケアとしての疼痛コントロールや精神的なフォローがうまくいっていない場合もよくあるようです．患者さんは，今，最もつらいと思っていることが解決できるのだとわかれば，とても安堵されます（**表4-2**）．

　当院では，患者さんに「痛みがとれないときは，医師に文句をいってもらってかまいませんよ」とお伝えしています．痛みや何かつらいことを抱えていると，患者さんは意欲も出てきません．今，一番つらいと思っていることが解消できたなら，「あれがしたい」，「これが食べたい」，「あそこに行ってみたい」など，患者さんはいろいろなことへの意欲が出てくるようです．その患者さんの「やりたいこと」をどうすれば実現できるのか，看護師やリハビリテーションスタッフといった多職種とともに考え，実現のために支援することまで考えていきたいものです（**表4-3**，**図4-3**）．

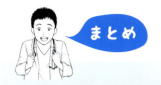 まとめ

　私がへき地診療所で在宅医療を開始した頃，診療所のすぐ近くで，自宅での看取りを希望して在宅医療を行っていた患者さんがいました．長期にわたって在宅医療を行い，いよいよ看取りが近づいてきた時，ご家族に入院をさせるべきかと相談されました．ご家族は私が自宅を離れる時間が不安だといわれたのです．自宅での看取りを不安なく執り行うには，大切なノウハウがいくつかあります．そのなかでも，患者さんやご家族の不安を取り除くことは，最も重要なポイントではないかと思うのです．80％の人が病院で亡くなり，自宅での看取りのハードルが高くなっている現代の日本で，在宅医療の不安を取り除くことはとても重要なことです．「大丈夫ですよ．安心してください」を言葉だけでなく，態度や雰囲気，実際の対応で体現することが大切だと思います．

コラム 3　厨房から始まる新たな取り組み
　　　　　　　―たんぽぽクック・ラボ―

　ゆうの森の在宅療養支援病床である「たんぽぽのおうち」の厨房には，「たんぽぽクック・ラボ」という名称がついています．当院の食への取り組みや思いを聞いた地元の調理師専門学校の先生が，「この厨房は単なる厨房ではなく，県内で最先端の介護食を研究する場所ですね」といってくださったことがきっかけです．

　病床開設準備段階から「たんぽぽのおうち」では，自宅で経験できない「お楽しみ」を患者さんに体験していただきたい，最大のお楽しみを「食べること」にしたいと考えていました．

　患者さんご本人が食べたいと望まれるなら，食べたいものを食べたいだけ食べて，最期の日まで過ごしていただく……．そのような支援を今まで在宅でしてきたのですから，病床では「絶品！」ともいえるような食事や嚥下食を提供したいと思ったのです．そのため，嚥下食の開発には，15年も前から介護食に取り組んでいる地元の調理師専門学校にもサポートしてもらいました．

　運よく「たんぽぽクック・ラボ」で働くスタッフにも，同校で学び，介護食士の資格をもつ調理師を2人採用することができました．16床の小さな病床にもかかわらず，和食のシェフと洋食のシェフがいるのです．調理師専門学校のご協力と和・洋それぞれの調理師，そして当院で培ってきた食支援のノウハウを合わせて，なんとか自分たちが理想とする介護食を「たんぽぽのおうち」で提供できるようになりました．

　プロの料理人が入ったことは，思いもよらない変化をゆうの森にもたらしました．職員や見学者への昼食の提供はもちろんのこと，料理人ならではの味や見た目へのこだわりが嚥下食の開発にも活かされ，味も見た目も大満足の介護食が次々と生まれています．病床内だけでなく，在宅患者さんの誕生日用のムースのケーキを，たんぽぽクック・ラボでつくり，在宅のスタッフが持参してお祝いすることもあれば，へき地診療所の患者さんである90歳の現役漁師が釣ったタコや魚，そして職員が釣った魚が見事に調理され，病床の患者さんや見学者，職員に供されることもあります．学生を対象とする地域医療塾や患者家族会などでも，地元の素材を活かした料理やスイーツが提供され，大変喜ばれています．

　『食』を介すると，人と人とのつながりがこんなにも豊かになるのだと，今さらながらに知りました．当法人の多職種チームでは，調理師もチームの一員です．ゆうの森では，厨房からも新たな取り組みが生まれています．

システム編

第5話

組織の規模と運営について
1人？ それとも複数体制？

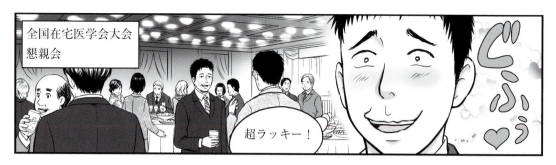
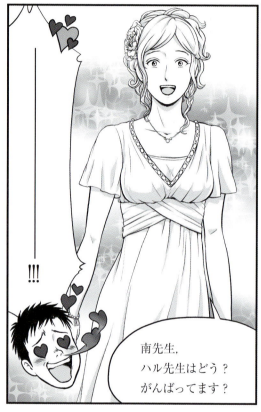
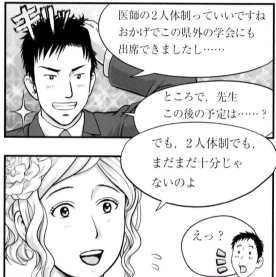
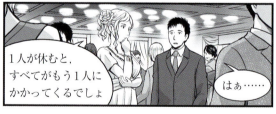
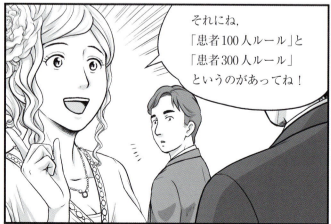
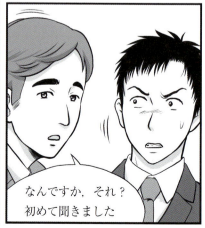

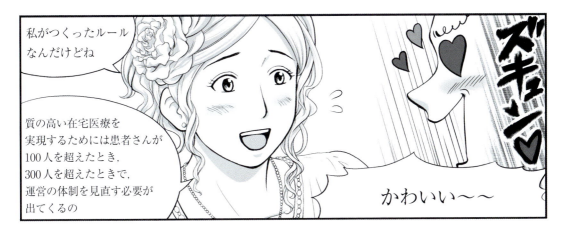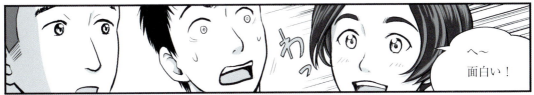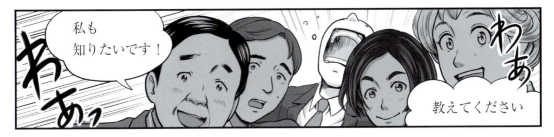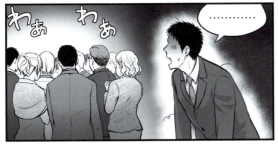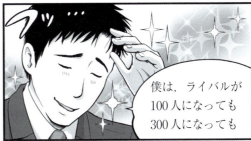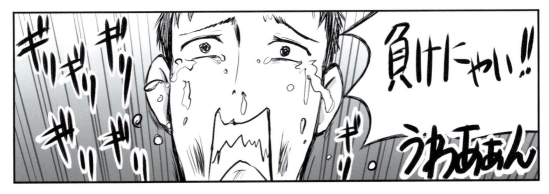

> やっぱり，複数体制がいいですよね

> 1人でも複数でも，どちらでもいいのよ

　私は現在，9人の常勤医と1人の非常勤医の複数体制でクリニックを運営していますが，クリニックを拡大して複数体制にすることが，理想的な事業運営とは考えていません．クリニックの運営について相談を受けた際にも，「1人でやっていくのか，複数体制でやっていくのか，まずはどちらを目指したいのかです」とお答えしています（図5-1）．というのも，私の友人に医師1人だけで，看護師も事務員も雇わずに在宅医療専門クリニックを開業した人がいるのですが，その友人に「どう？」とたずねると「在宅医療は楽しい」といいます．「しんどくない？」と聞くと「しんどくない」と．3年経っても同様で，「そろそろ人を雇ったほうが楽になるのでは？」というと，「1人でやるほうが楽しい．ときどき友人の医師が当番を交代してくれるから，休みもとれる．自分は大きくやるよりも，小さなクリニックのほうがいい．患者さんも信頼して，安心してくれるから」とのことです．その友人のクリニックは，看護師がいないので，外部の訪問看護ステーションと連携せざるを得ません．そのため，訪問看護ステーションをはじめとして，地域の多職種との連携も密接にできているようです．

　多くの人は，何もかもを1人でやることに負担を感じ，患者数や業務が増えると組織を大きくしていこうとします．しかし，やみくもに診療所を大きくしていくだけでなく，「1人でやっていくのか，複数体制でやっていくのか，自分はどちらを目指すのか」をまずじっくり考えてから，自分の診療所のあり方を考えていったらよいのではないかと思います．

　「自分がいなくなっても永続する医療体制を地域につくりたい」というのが，クリニックを開設したときからの私の目標でしたので，スタッフを増やし，その目標を達成するためのさまざまなシステムを構築していきました．しかし，人材の確保やシステム構築も最初

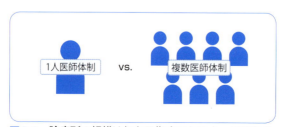

図5-1　診療所の規模は何を目指すのかによって異なる

からうまくいったわけではなく，いろいろと紆余曲折を経て，今の形ができあがりました．その経験が，これから診療所を大きくしていこうとお考えの方に役に立つかもしれませんので，ご紹介いたします．

 診療所の規模って，自然に拡大するのかな

 患者数で組織や運営を見直すときが来るわ

　たんぽぽクリニック，たんぽぽ俵津診療所の開設，そして東日本大震災時の災害医療支援と，異なる3つの場所で在宅医療の立ち上げを行いましたが，患者数によって診療所の運営スタイルが決まってくるようです（図5-2）．在宅患者数が50人になると診療所の経営が成り立つようになります．さらに在宅患者数が100人になると，医師1人で患者さんを診ることが困難になるので，2人目の医師の確保が必要になります．それだけでなく，患者数が増えてくると，患者数が少ないときと同じシステムでは診療所が回らなくなり，システムを変えざるを得なくなるのです．そのタイミングは当院の場合，患者数が100人と300人のときでした．患者数が100人を超えたら情報共有を紙ベースからITに，300人を超えたら運営システム自体を刷新する必要が出てきました．

患者数が100人になったとき（100人ルール）

　患者数が100人になったとき，多職種間の情報共有の方法を紙ベースからITツールに変更しました．紙カルテを電子カルテに，申し送りノートを申し送りブログにしたのです．その頃には，医師も複数体制でしたので，当番時には普段かかわっていない患者さんの

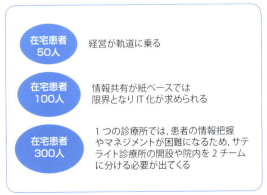

図5-2　在宅患者数によって運営の工夫が必要になる

往診に行くこともあります．在宅医療は，患者さんの生活の場で行われる医療ですから，患者情報ももっていかなければなりません．そんなとき，紙カルテの束から患者さんの最新情報を得ることが限界になったのです．

　そして，看護師による患者情報も，それまではその日の申し送りをノートに記載し，夜の当番看護師がそのノートをもって夜間の対応をしていました．しかし，それらの情報はその日限りのものであり，後から検索することはできなかったのです．そこで，当時話題になっていた「社内ブログ」を応用して「申し送りブログ」をつくって導入しようとしたのですが，看護師からは「なんでそんなことを私たちにさせるのですか！」と猛反対されました．少し年配の看護師からは「パソコンなんて今まで触ったこともない私に，今さらパソコンを使えというのですか……」と涙ながらに訴えられたくらいです．しかし私は，「ノートだと，この患者さんに熱が出て，抗菌薬を使ったという記録はすぐに消えてしまうでしょ．ノートには残っても，患者さんのデータとして残らなければ意味がない．ブログならデータも蓄積できて，何年経ってもその情報を活用できるんです．患者さんのためにも，これからは必要になるんですよ」と説明して，半ば強引に導入しました．

　涙ながらに反対を訴えた看護師は，最初こそ人さし指だけでポツポツと入力していたのですが，半年が過ぎた頃には5本指を使って華麗に（？）入力できるようになっていました．その看護師に「以前の申し送りノートに比べて，今の申し送りブログの使い勝手はどう？」とたずねると，「とても便利です．あんなノートで申し送りをしていたなんて，今では考えられません！」と答えたのです．この申し送りブログだけでなく，何か新しいシステムを導入しようとするとき，現場からはいつも反対の声が上がります．現場の担当者は，今までのシステムが変わることをとても嫌がるのですが，経営サイドは法人全体のことや今後のことを見据えてシステムを考えていかなければなりません．"新しいシステムを導入するときは，トップダウンで"．絶対に必要だと思う新システムは，職員から強引と思われても導入すれば，いつの間にか慣れてくるものです．

患者数が300人になったとき（300人ルール）

　患者数が300人前後になると，患者さん全体の状況把握が困難になってきます．複数体制で患者さんを診るわけですから，1人の患者さんに何人ものスタッフが入れ替わり立ち替わりかかわることになり，患者さんと深い人間関係を構築することができません．1つの診療所やチーム体制で診るのが困難になるため，サテライト診療所を開設したり，院内を複数の診療チームに分けたりして，それぞれの診療所・チームに患者さんを振り分ける必要が出てきます．当院の患者数が300人を超えた頃に，院内を2つのチームに分けました．当院は愛媛県松山市の西部にあるので，診療範囲の松山市内を南北に分け，南エリアチームと北エリアチームとしたのです．先進事例がなかったため，独自のシステムをつくり上げました．それが第2話でも紹介した4人1ユニットのたんぽぽ方式です（図5-3）．

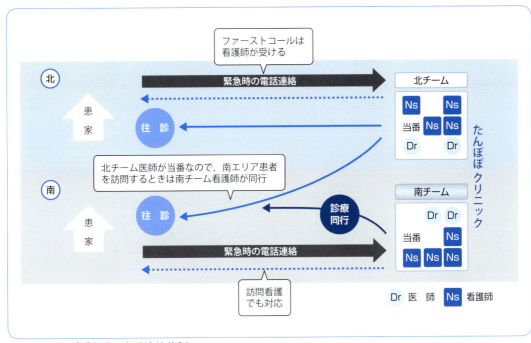

図5-3 たんぽぽ方式の当番連絡体制

できれば，よい人に来てほしいな

よい人材確保には努力が必要よ

　マンガの舞台である南医院にも2人目の医師がやってきました．1人でがんばってきた医師にとって，医師2人体制になることはとても心強く，喜ばしいことです．しかし，患者さんにとっては，どうでしょうか．

　当院も開設して1年半後に2人目の医師が入職しました．ところが，入職後しばらくして，2/3の患者さんから「新しい先生に診療してもらいたくない」といわれたのです．患者さんには，「院長先生に診てもらっていたのに，変えられた」，「院長の評判を聞いて，このクリニックにしたのに，違う先生が来た」という思いがあり，「2人目の医師」というのは，実はとてもハードルが高いのです．とくに在宅医の場合は，患者さんやご家族だけでなく，地域の他事業所の看護師やケアマネジャー，訪問ヘルパーなど，多くの人にみられています．無責任な言動をすれば，その行為は一気に地域に広がってしまいます．

　結局また，もとの1人医師に戻ったのですが，どうすればこの"2人目の医師"のハードルを越えられるのだろうと考えた結果，「自分と同じか，自分以上によい医師に来てもら

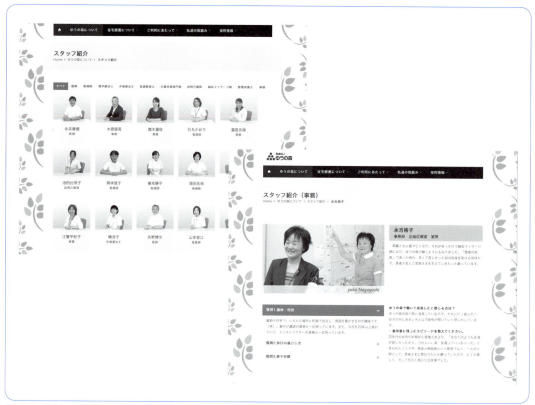

図5-4　現在の当院のホームページ
職員一人ひとりを紹介するページは，今も存続．当法人のカラーを伝える手段としてとても有効だ．

えば解決するのでは」と思い至りました．それが功を奏して，その後は2人目，3人目と医師を増やしていけました．

　ただし，よい人材はただ待っているだけでは，けっして来てくれません．「ここで働きたい」と思ってくれるようなやりがいのある業務や取り組みをし，積極的に情報を発信して，認知してもらう必要があります．

　人材確保のための有力な情報発信方法は，今の時代，何といってもホームページでしょう．当院では，かなり早い時期から，力を入れてホームページづくりに取り組みました．その頃の医療機関のホームページといえば，大半が院長のあいさつと診療時間一覧を載せただけのものでした．そこで当院では，職員一人ひとりの思いやパーソナリティが伝わるページを作成したり，1日の仕事の流れを写真を多用して紹介したり，患者さんとのふれあいの様子などを掲載したりと，とにかく当院をリアルにイメージしてもらえるようなサイトづくりを心がけました（図5-4）．

　というのも，四国の片田舎で在宅医療専門というニッチな診療所を，当時は貸事務所の1室を借りて行っていたわけですから，人材紹介会社を通して医師の紹介を受け，なんとか面接までこぎつけても，その環境を目の当たりにして就職を躊躇したり，それ以前に在

宅医療そのものに大して関心がないという医師を紹介されたりといったミスマッチが頻繁に起こっていました．

ホームページを充実させてからは，ホームページをみたという看護師から毎週のように「在宅医療に取り組んでみたい」と連絡が入るようになったり，医師からもポツポツと問い合わせを受けるようになりました．これらの問い合わせは，ホームページ閲覧後にもらうため，「在宅医療をぜひやってみたい」という人に限られ，ハードルを1つ越えた，絞られた人材からのものになるのです．

また，いくら在宅医療とはいえ，診療所の勤務環境も大切です．医療職は日中，訪問のためにほとんど留守にしますが，それでもお昼に帰ってきて，英気を養ってから午後の診療に出られるような，また夕方の帰院後に落ち着いて事務作業に専念できるような環境づくりを，当院では心がけてきました．やりがいのある業務内容とともに，魅力的な職場環境も人材確保には必須です．実際に，開設時の貸事務所が手狭になり，新たにクリニックを移転，建築した後は，建物で入職を躊躇されることはなくなりました．

さらに，採用試験も時間をかけて行い，期待する働きをしてくれる人かどうか，自院の雰囲気に合うかどうかを見極めていくことも大切です．当院では，採用試験は時間をかけて行います．試験には，一次面接，二次面接，筆記試験，そして診療同行試験の4つがあり，なかでもとくに大事にしているのが診療同行試験です．実際に訪問診療についてきてもらうのですが，患者さん宅を訪問したときの挨拶や振る舞いから，面接や筆記試験ではみえない人柄がみえてきます．同行する看護師にもしっかりチェックしてもらいます．多くの目でみてもらうことで，受験者を多角的に評価できるのです．

そして，よい人材を確保したならば，次は育てていくことが大切です．当院では，入職時の研修だけでなく，入職後にも定期的な研修や人事考課を実施しています．下記のような研修や人事考課を行っていますが，これらも組織が大きくなるとともに手探りで築き上げてきたものです．完璧なものとはとてもいえませんが，ご参考になるならばと思い，紹介いたします．

入職時の研修
- 理念研修
- 沿革説明
- 各部門の業務内容説明
- 各部門の訪問に同行

❶理念研修

この理念研修は，理事長である私自身が行っています．当法人が提供する在宅医療とはどんな医療なのか，実際にどんな医療やケアを行っているのか，当法人がなぜその理念をもつに至ったのかという理由と実例を，映像なども使用して話しています．この研修は感

想文もセットにしていて，新入職員の感性やパーソナリティの理解にも役立ちます．入職時研修のなかで最も重視している研修です．

❷沿革説明

これは専務理事によって行われる研修で，こちらも理念研修です．法人の沿革を知ってもらうとともに，成長の軌跡を振り返りながら，理念や考え方のベクトルを合わせていくための研修です．

❸各部門の業務内容説明＆同行

訪問診療，訪問看護，訪問リハビリテーション，訪問マッサージ，訪問ヘルパー，ケアマネジャーの各部門長から，業務内容を説明します．他部門の業務を知ることは，チーム力を高めることにもつながりますし，患者さん宅で他部門のサービスについてたずねられても明確に答えられます．

入職後の研修と人事考課
- 全国在宅医療テスト
- 講師を招聘しての法人内研修会
- 学会・勉強会への参加
- コンピテンシーモデルに基づく自己評価

---

❹全国在宅医療テスト

当法人が主催する在宅医療の制度の知識を問うテストです．テストは，休日である土曜日に会場を借りて行う本格的なもので，テストの結果は人事評価にも反映されます．

❺法人内研修会＆学会・勉強会への参加

年に1回は講師を招聘して，院内でも研修会を開催しています．今まで，コーチングや5S（整理，整頓など）活動，管理者研修などを行ってきました．そして，各部署から年に1回，参加したい県外の学会や勉強会の希望を提出してもらい，必要と思われるものについては参加費と旅費を法人が負担し，参加できるようにしています．

❻コンピテンシーモデルに基づく自己評価

コンピテンシーモデルとは，法人が期待する人材像を具体化・言語化したものです．理想とするスタッフ像を意識してもらうとともに，自分がどの程度実現できているかを自己評価させるものです．こちらも年に1回行っています．

> すべては，患者さんの満足度を上げるためよ！

　冒頭で紹介したように，1人医師でがんばっているがゆえに，地域の多職種と密に連携をとって患者さんを診ている診療所もあれば，地域の多職種と全く連携せずに自院のスタッフで完結させている診療所もあります．今回お話しした診療所の規模と運営は，経営効率を上げるためだけのテクニックではありません．患者さんの満足度を上げることも目指しています．

　在宅医療はチーム医療です．チーム構成員の数だけ，在宅医療の引き出しが増え，多彩なケアやサポートが可能になります．院内外の地域の多職種とも連携していけるような運営スタイルをとっていくことをお勧めします．

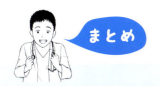

　2000年に，1人で在宅医療専門クリニックを開業したとき，現在の法人の規模は全く想像がつきませんでした．私たちの前を走っている人たちはおらず，3年後の自分たちの姿を想像できないまま，地域のニーズに突き動かされ，ただひたすら突っ走ってきたような気がします．

　しかし，後から振り返ってみると，やはり壁にぶち当たり，その時その時で分岐点があったように思います．1つ1つの分岐点で，どの道を選ぶかにより進む道は変わってきます．それぞれの選択の時に，大切なことは，自分たちがどのような組織を目指しているのかに立ち返ることだと思います．

　目指す組織を実現するために，理念を確認し，システムを構築していくことで，患者さんや地域のニーズに応える医療を提供していけば，おのずとよい人材が集まってくるでしょう．やはり理念とシステムと人財は，よい組織をつくるためには欠かせないと思います．

コラム 4 『日本サービス大賞 地方創生大臣賞』を受賞しました

　2016年，医療法人ゆうの森は日本サービス大賞 地方創生大臣賞を受賞いたしました．日本サービス大賞とは2016年から始まった新制度で，国内の優れたサービスを表彰，内閣総理大臣賞や地方創生大臣賞，総務大臣賞などの各種大臣賞と優秀賞で31件が選出されました．

　受賞したのは，当法人が5年前から取り組んでいる"へき地医療再生プロジェクト"です．受賞理由は「きわめて過酷なへき地医療において，担当医師の負担が少なく住民患者からも喜ばれる，持続的かつ他地域へ展開可能なへき地医療を実現したサービス．都市部の医師が毎日交代で常駐し，24時間対応の在宅医療を組み合わせた新たな事業モデルで患者の利便性と収益性を両立している．周辺には介護施設や薬局の進出等で関連市場も生まれ，へき地医療を志す若い研修医が増えるなど，へき地医療の優れたモデルとなる」とのことでした．

　同じ地方創生大臣賞を，あの有名な北海道旭川市の旭山動物園も受賞されており，当法人のような地方の一医療法人がこのような賞が受賞できたことを，とても名誉なことだと感謝しています．へき地医療はとてもやりがいのある仕事ではありますが，その地に1人で勤務するとなると，1人で地域を診ることの重責や子どもの教育といった医師の家族の問題もあり，実際に赴任する人材を確保するのは困難です．しかし，第5話(p.59)でも紹介しているように，何人かの医師でチームをつくってへき地の診療所を運営すると，リスクが分散され，医師も家族も疲弊せずに安心して生活を送ることができます．その結果，安定的に継続して診療所を運営できるのです．

　この前代未聞の新しいシステムを取り入れたたんぽぽ俵津診療所の開設には，西予市や地域の老人会・婦人会など，行政だけでなく住民の方々の協力や応援がありました．今でも診療所を盛り上げようと有形無形の協力があり，俵津診療所を訪れる当法人の本院スタッフや見学者は，診療所の待合室の和やかで温かな雰囲気からもそれを感じるといいます．この診療所は，地域の人々の暮らしを支えているかもしれませんが，この診療所も地域の人々から支えてもらっているのです．

　無医地区になるかもしれないという危機から，自宅での看取りさえ可能な地域へと，24時間の在宅医療サービスを受けて，治らない病気になっても障害をもっても住みなれた場所で最期まで過ごせる地域へと転換を成し遂げた地域住民の方々と俵津診療所の取り組みが，地方創生大臣から評価されたことに大きな意義を感じています．

　究極の医療とは，「地域づくり」，「地域創生」であると私は考えています．この受賞を契機に俵津プロジェクトのシステムが普及し，各地のへき地医療・地域医療が活性化することを願っています．

制度の知識編

第6話

在宅医療専門診療所に求められる役割

ミックス型診療所と在宅専門診療所は競合する？

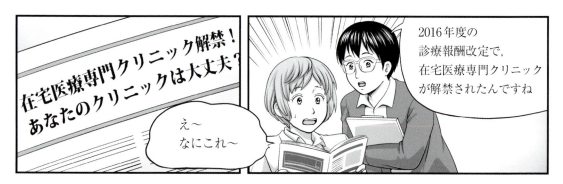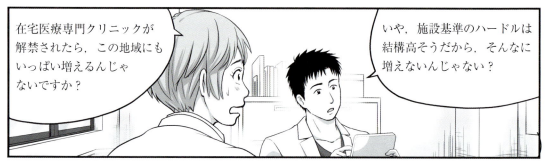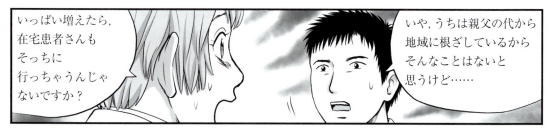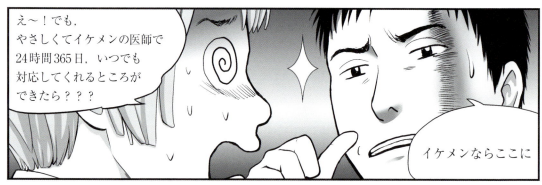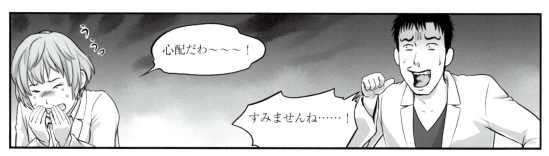

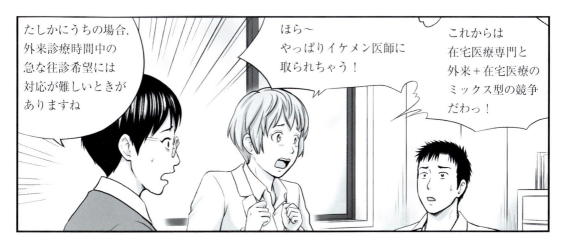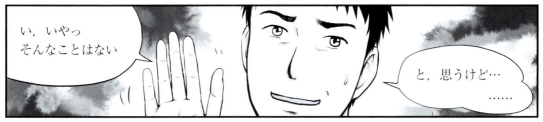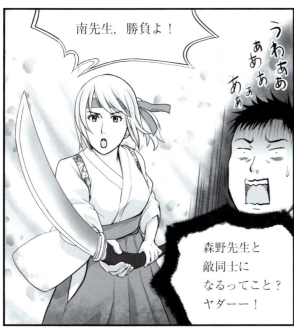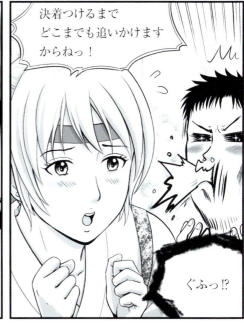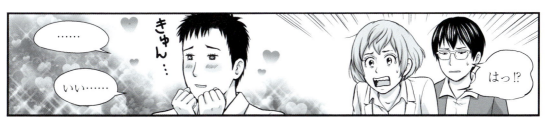

在宅医療を行う診療所は，どう分類されるのかな？

 在宅患者の割合が，まずは大きな分かれ目ね

　2016年度の診療報酬改定で，ついに在宅医療専門の診療所開設が解禁され，その開設要件も明示されました．在宅専門診療所が認められたことで，今後，在宅医療を行う診療所がどう分類されるのか，チャート図（図6-1）をつくりました．このチャート図を使って分類の概要を説明しましょう．

　まず，"在宅患者が全体の患者割合の95％以上なのか未満なのか"が大きな分かれ目になります．95％未満であるなら，現行どおりの施設要件で「一般の診療所」，「在宅療養支援診療所」，「機能強化型在宅療養支援診療所」に分かれ，それぞれの診療報酬を算定すれ

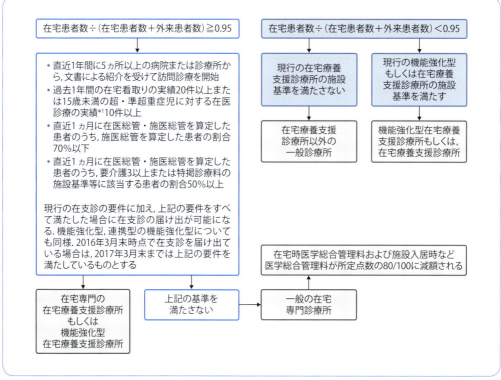

図6-1　在宅医療を行う診療所の分類チャート図
＊1：15歳未満の超・準超重症児に対する在宅医療の実績とは，3回以上の定期的な訪問診療を実施したうえで在医総管・施医総管を算定しているケースを指す．

ばよいのですが，在宅患者が全体の95％以上であるなら，今回の診療報酬改定ではハードルの高い施設要件が出されました．

 在宅患者が95％以上だと何が大変？

 さらなる施設基準ができたの

　まずは，在宅医療専門診療所の開設要件をみていきましょう．特定の施設の在宅患者だけを診る診療所ではなく，地域に広く開かれ，そして在宅医療専門診療所ならではの役割を果たすことを，開設の条件にしているようです．

在宅専門診療所の開設要件
(1) 無床診療所
(2) 在宅医療を提供する地域をあらかじめ想定し，その範囲（対象とする行政区域や住所など）を周知する
(3) 在宅医療を提供する地域の患者から往診や訪問診療を求められた場合，医学的に正当な理由などなく断ってはならない
(4) 在宅医療を提供する地域内に協力医療機関を2ヵ所以上確保するか，地域医師会から協力の同意を得る
(5) 地域内で在宅医療を提供し，在宅医療の導入にかかる相談に随時応じていること，医療機関の連絡先などを広く周知する
(6) 診療所の名称・医療科目などを公道などから容易に確認できるように明示したうえで，通常診療に応需する時間にわたり，診療所で患者や家族などからの相談に応じる設備・人員などの体制を備える
(7) 緊急時を含め，随時連絡に応じる体制を整える

　この開設要件だけをみると，在宅専門診療所の開設はさほど難しくないように思われます．しかし，この要件をクリアしただけで，訪問診療や往診を行っても，在宅時医学総合管理料（在医総管）や施設入居時等医学総合管理料（施医総管）は「在宅療養支援診療所ではない」一般診療所の80％の診療報酬しか算定できないのです．
　在医総管や施医総管は，在宅医療を手がけている医療機関の経営の柱となる診療報酬です．在宅療養支援診療所や機能強化型在宅療養支援診療所になると，この管理料の報酬点数が一般の診療所に比べて高く設定されているのですが，在宅患者が95％以上の診療所にはさらに「在宅医療を専門に実施する在宅療養支援診療所の施設基準」があり，それを

クリアしないと，一般診療所の報酬の80％しか算定できません（**図6-2**）．具体的な診療報酬点数を**図6-3**で紹介します．

　本項で何度も登場する在宅療養支援診療所（支援病院）について説明します．これは文字どおり，高齢者や障害者が，住み慣れた自宅や地域で安心して療養できるよう，また在宅で最期を迎えることも選択できるよう，診療報酬制度上に設けられた仕組みで，全国に1万ヵ所以上あります．

　在宅療養支援診療所になるには，患者さんや家族が24時間連絡できる窓口となること，必要に応じてほかの病院や診療所，薬局，訪問看護ステーションなどとの連携を図り，24時間往診や訪問看護を提供できる体制を構築することなどが求められ，地方厚生（支）局または厚生局都道府県事務所に届け出る必要があります．

　在宅療養支援診療所として届け出た診療所は，往診料の加算や在宅ターミナルケア加算，在医総管や施医総管，退院時共同指導料1などで，一般の診療所より高い点数を算定できます．

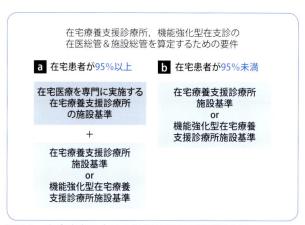

図6-2 在宅患者の占める割合で施設基準が異なる

機能強化型 在宅療養支援診療所 （病床なし）	在宅療養支援診療所	その他	在宅患者95％以上で 在宅支援診療所でない
5,000点	4,600点	3,450点	2,760点

在宅医療を専門に実施する在宅療養支援診療所の施設基準をクリアしない場合はここを算定することになる

図6-3　「別に定める状態の患者（単一建物診療患者数1人）」に月2回以上訪問診療を行った際に算定できる在宅時医学総合管理料の届け出区分別報酬

在宅療養支援診療所の主な届け出要件は以下のとおりです．

在宅療養支援診療所・在宅療養支援病院の届け出要件
① 24時間連絡を受ける医師または看護職員を指定
② 24時間往診・訪問看護ができる体制の確保
③ 緊急入院受け入れ体制の確保
④ 連絡先と担当医師・看護師の氏名などを患家に文書で提供
⑤ 地方厚生(支)局長に年1回，在宅看取り数などを報告
　※届け出が可能な医療機関は，
　　・診療所，200床未満の病院
　　・半径4km以内に診療所がない地域の200床以上の病院

2012年度の診療報酬改定では，在宅療養支援診療所の機能をさらに充実させた「機能強化型在宅療養支援診療所(支援病院)」が設けられました(**表6-1**)．この機能強化型になるとさらに高い診療報酬が設定されています．

しかし，在宅患者数が全患者の95％を超える診療所の場合は，現行の在宅療養支援診療所や機能強化型の施設要件に加え，以下の要件を満たす必要があります．

在宅医療を専門に実施する在宅療養支援診療所の施設基準
(1) 在宅医療を提供した患者数を，在宅医療および外来診療を提供した患者の合計数で除した値が0.95以上であること
(2) 過去1年間に，5ヵ所以上の保険医療機関から初診患者の診療情報提供を受けていること
(3) 当該診療所において，過去1年間の在宅における看取りの実績を20件以上有していることまたは重症小児の十分な診療実績(15歳未満の超・準重症児に対する総合的な医学管理の実績が過去1年間に10件以上)を有していること

表6-1　機能強化型在宅支援診療所(支援病院)の施設基準

1. **単独型の場合**，在宅支援診療所(病院)の要件に以下が追加される
① 在宅医療を担当する常勤医が**3人**以上
② 過去1年間の緊急の往診実績が**10件**以上
③ 過去1年間の看取り実績**4件**以上，または，過去1年間の15歳未満の超・準超重症児に対する総合的な医学管理の実績4件以上
2. 複数の医療機関が連携して1の要件を満たすことも可とするが，**連携する場合**は，以下の要件を満たすこと
① 患者からの緊急時の連絡先を一元化
② 患者の診療情報の共有を図るため，連携医療機関で月1回以上の定期的なカンファレンスを実施
③ 連携する医療機関数は10施設未満
④ 病院が連携に入る場合は，200床未満の病院に限る
⑤ 連携に参加する各医療機関が，過去1年間の緊急往診件数4件以上，看取り件数が2件以上，または15歳未満の超・準超重症児に対する総合的な医学管理の実績2件以上を満たすこと

図6-4 在宅専門診療所の高いハードル

(4) 施設入居時等医学総合管理料の算定件数を，施設入居時等医学総合管理料および在宅時医学総合管理料の合計算定件数で除した値が0.7以下であること
(5) 在宅時医学総合管理料または施設入居時等医学総合管理料を算定する患者のうち，要介護3以上または当該管理料の「別に定める場合（p.111参照）」に該当する者の割合が50％以上であること

　この要件を満たさないと，在宅療養支援診療所や機能強化型在宅療養支援診療所の診療報酬を算定できないどころか，先ほど説明したように一般の診療所が算定する点数の80％しか算定できません．このように，在宅専門診療所には，高いハードルが設けられているわけです（図6-4）．ただし，2016年3月末時点で在宅支援診療所の届け出を行っている医療機関については，2017年3月末までの経過措置が設けられています．

今後，在宅専門と外来ミックス型は競合するのかな？

それぞれが求められる役割を果たせば，競合することはないわ

　在宅医療に特化した診療所が世の中に認知されてきた頃から，在宅医療専門診療所と外来診療を行いながらの在宅医療も行うミックス型の診療所との競合が危惧されていました．在宅医療専門診療所とミックス型の診療所は，果たして競合するでしょうか？　私はそうは思いません．在宅専門には在宅専門の，ミックス型にはミックス型の役割があり，今回の診療報酬改定でその役割がよりはっきりしたと思うからです．
　先ほど紹介した在宅専門診療所の在宅支援診療所の施設基準に，看取り実績が年20件以上または，超・準超重症児の患者が年10人以上というものがあります．これは看取りと同等に，地域の重度の障害児ケアにしっかりかかわっている診療所を評価したものです．

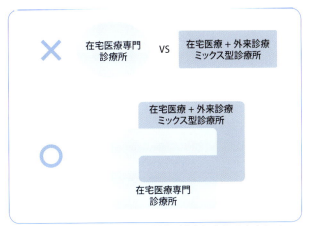

図6-5 対立構造ではなく，地域で補完し合える存在に！

　そして，施設患者が在宅患者の70％以下であること，要介護3以上の患者や重症の患者が50％以上であることなどを要件にあげていることから，在宅専門と名乗るからには，手がかかる重症患者をしっかりと診て，それにふさわしい役割を果しなさいということなのでしょう．実際，この要件は重症患者を主体として，単独型もしくは連携型の機能強化型在宅療養支援診療所として運営してきた在宅専門診療所の多くにとっては，それほど難しいハードルではないからです．

　逆に，特定の施設や建物に住む，比較的軽症の在宅患者だけを主体に診ている在宅専門診療所にとっては，経営的にもかなり厳しくなるほどのハードルと思われます．

　もちろん理想は，外来診療の延長線上に在宅医療があり，かかりつけ医が在宅医療も自宅での看取りまでも行うということでしょう．しかし，それができないから，在宅専門診療所の数が増えているのです．実は，重症患者が中心の在宅専門診療所は，外来の延長線上で扱う診療所では診られないような困難事例や重症患者を主体に診ている場合が少なくありません．2025年問題，多死社会の到来と，今後の日本の社会は在宅医療のニーズにあふれます．地域のなかでお互いに役割分担をしていくことが大切なのです（図6-5）．そして，在宅専門診療所は，地域の在宅患者の最後の砦としての機能を果たす気概が必要だと思います．

　2016年度の改定骨子では，「治す医療」から「治せなくても支える医療」への転換が明記されました．死にしっかりと向き合い，病いにかかったり，障害をもったときに，どのような場所で，どのような療養を行い，どのように最期を迎えるのか，医療者が患者の生き方に向き合って，ともに歩んでいくことが求められているのです．

　「かかりつけ医の在宅医療」というフレーズを日本医師会が盛んに宣伝していますが，ここで間違ってはいけないのは「かかりつけ医の」の「の」は，所有格ではないということです．医療は医師のためのものではなく，患者のためのものです．主治医が患者を所有するのではなく，患者自身が主治医を指名するのです．

外来の延長線上で主治医が質の高い在宅医療を行えないのであれば，患者には主治医を変える権利があります．そのことを念頭に置いたうえで「かかりつけ医」は患者の主治医であり続けるために，常に患者のニーズに応える努力をしていくべきでしょう．

　診療報酬改定のたびに感じることですが，目先の改定ごとに自院の診療や経営の方針を変えていては遅いのです．目先の個人の利益ではなく，国民はどんな医療を望んでいるのか，日本にとってどのような医療が望ましいのか，それを考えて日々進むべき方向を探っていかなければならないのでしょう．国民が望む医療を提供していけば，制度は後からついてくると，経験上私は感じています．

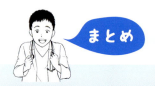

まとめ

　本項内でも述べましたが，2016年度の改定では在宅専門診療所が認められるようになりましたが，その内容からは，在宅専門と名乗るからには，自宅で療養する患者やより重症の患者を診て，地域のなかでその役割を果たしなさいというメッセージが読み取れます．在宅専門クリニックが，この求められる役割を果たしている限り，「外来診療＋在宅医療」のミックス型クリニックと地域内で競合することもなく，逆に補完しあえる関係になると私は考えています．おたがいが，それぞれの役割を果たし，今後爆発的にニーズが増えると予想される在宅患者に対応できる地域づくりをしていきたいものです．

理念編

第7話

患者の意思決定 本人の生き方にどう向き合うか

終末期の医療と介護に関する松山宣言より

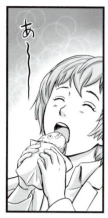
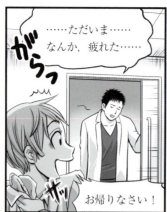
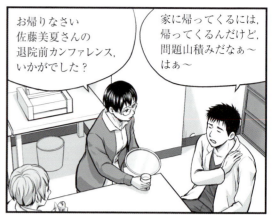
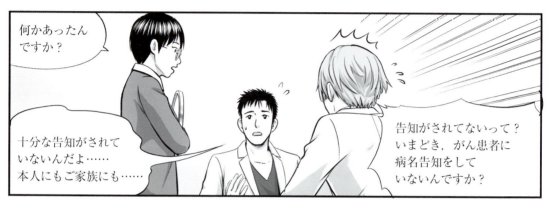
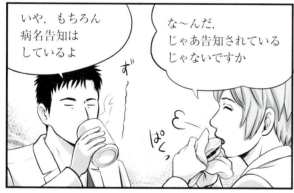
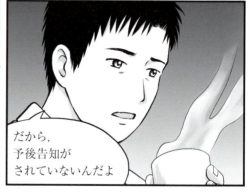
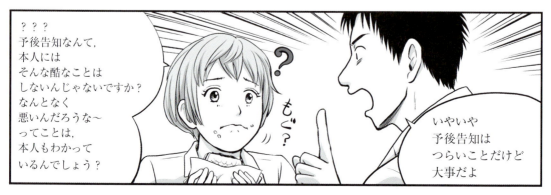

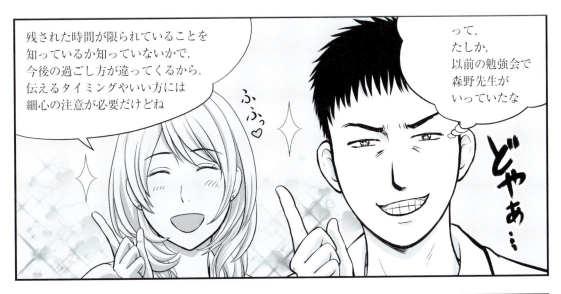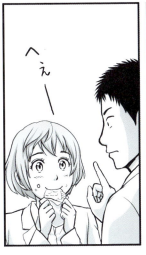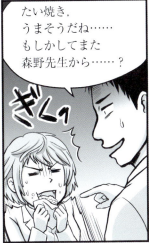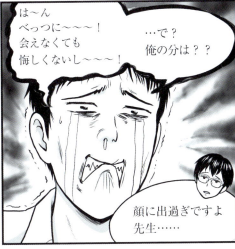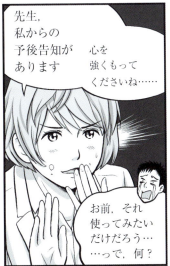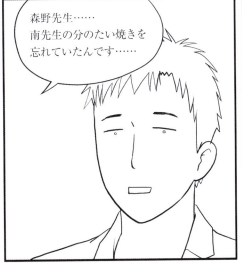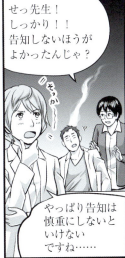

患者本人の生き方に向き合うって，どういうこと？

 今までどう生きてきて，これからどう生きるのかを知ることよ

　佐藤美夏さんの退院前カンファレンスで，美夏さんには十分な告知がされていないことがわかり，南先生は頭を抱えていましたね．それは，美夏さんのような若い患者さんの場合はとくに，十分な告知がされているかどうかで，今後のかかわり方や終末期の過ごし方，看取りまでが全く違ったものになってしまうと知っていたからでしょう．

　末期がんの患者さんに予後告知をすることを，かわいそうだとか酷だと考えてしまう医療従事者はまだまだ多いのではないでしょうか．若い人であればあるほど，予後の告知はつらいことに思えます．しかし，私は40代の末期がん患者さんに予後の告知をしたことで，患者さんのやりたいことが明確になり，その支援もしっかり行えたという例がいくつもありました．

　患者さんの意思決定支援のために，まずは患者さん自身のことをよく知ることが大切です．患者さんがどう生きてきたかを知らなければ，残された時間を患者さんがどう生きていくのかを的確に支援することも困難でしょう．さらには，認知症などで自分の意思を表明できない人の場合の意思決定は，誰がどのように決めていくべきでしょうか．「胃ろうをする・しない」，「終末期に点滴をする・しない」，「治療を続ける・続けない」など，今後の在宅医療の現場では，患者さんとそのご家族の生命や人生を大きく左右する意思決定をする場面が多くなってきます．そのときに医師をはじめとする医療従事者は，どう対応していくことが患者さんの幸せにつながるのか，当院の症例と，そして，2013年の第15回日本在宅医学会大会の大会長宣言として私が提言させていただいた「終末期の医療と介護に関する松山宣言（図7-1）」とともにお話ししていきたいと思います．

 「終末期の医療と介護に関する松山宣言」って？

 終末期に目指すべき医療と介護のあり方についての提言よ

　これまで日本の医療は，国民皆保険という世界に誇れる制度と相まって，十分な成果をあげてきました．しかし現在，急性期病院の多くは，治すことに精一杯で，老化や死には

終末期の医療と介護に関する松山宣言

第15回日本在宅医学会大会　大会長　永井　康徳
平成25年3月31日

急速に進む高齢化によって、日本は多死社会を迎えています。
従来の、「治す」ことが主眼の医療から、治せなくても患者本人や家族を「支える」医療と介護が強く求められています。
特に終末期に目指すべき医療と介護のありかたについて、"終末期の医療と介護に関する松山宣言"を発信します。

多死社会を迎え、避けられない死から目を背けず、患者にとっての幸せや生き方に向き合う医療と介護を提供しよう

（1）住み慣れた自宅や施設で最期を自然に迎える選択肢があることを提案しよう。
　医療は治すことを主目的に発展し、多くの場合、亡くなる直前まで治そうと努力し続けてきました。これからは、たとえ治らなくても、死が避けられなくても、住み慣れた場所で、その人にとって適切な医療や介護を受けながら自分らしく生活を営み、死を自然に迎えるという選択肢があるということを広く知ってもらい、普及していく必要があります。症状を緩和する多様な方法があることを普及させることも進めていきましょう。

（2）治すことができない病や死にゆく病に、本人や家族が向き合える医療と介護を提供しよう。
　治せる病気を治すのは当然です。ただ、疾患の根治にのみ価値をおいていては、患者家族も穏やかに病に向きあった生活ができません。生命の有限性を医療・介護従事者も本人・家族も認識した上で、亡くなるまでどう自分らしく生きるかについて考えることが重要です。死が避けられない以上、本人や家族が命としっかりと向き合い、話をして、病と共に生きていくことを支えましょう。

（3）本人や家族が生き抜く道筋を自由に選び、自分らしく生きるために、苦しさを緩和し、心地よさを維持できるよう、多面的な医療と介護を提供しよう。
　治らない病と共に生きる道筋がどのようなものであっても、住み慣れた場所で、苦しさを最小限にし、心地よさを維持することに努めることは、医療者・介護者の大切な役割です。単に、身体の痛みを取り除くことだけに留まらず、人生に別れを告げる悲しみや本人に思いを馳せながら、代わって道筋を選択する家族の葛藤にも配慮しましょう。

（4）最期まで、本人が自分らしく生ききることができるよう適切な医療と介護を提供し、本人や家族と共に歩んでいこう。
　人は治らない病気になっても、誰でも最期まで自分らしく生きることが出来ます。死を迎えるまで変化し、最期までその人らしいより豊かな生を全うできる権利を持つことを理解した上で、適切な医療と介護にあたりましょう。どう自分らしく生きるか気持ちが揺れ動く本人、家族とともに医療者・介護者も考え、歩んでいくことが大切です。

（5）周囲の意見だけで選択肢を決定せず、本人の生き方や希望にしっかりと向き合って今後の方針を選択しよう。
　本人にとって最善の医療と介護は何なのかを常に考え、身体だけを生かし続けることに執着する医療から脱却し、それぞれの患者の生き方や価値観、希望に合わせて、その人に最も適した医療や介護の提供を目指しましょう。
　認知症や心の障害、コミュニケーション障害等で、本人が自分の意志を表出できなくても、周囲の医療・介護従事者、家族の考えだけで選択肢を決定するのではなく、「本人にとって、この選択は最善かどうか」に思いを馳せて選択をすることが必要です。可能ならば、事前に本人と今後の療養についての大まかな方針を話し合っておくことが重要だと考えます。

図7-1　松山宣言

なかなか向き合えないというのが現状ではないでしょうか．教育現場でも，検査や治療方法は教えても，治せないときに老いや死にどう向き合うかは，カリキュラムに組み込まれていません．その具体的方法すら見出せていないのが現状ではないかと思います．

　在宅医療や緩和ケア，ホスピスなどに関する学会でも，さまざまな議論がなされています．しかし，これまで，「死」に関することはタブー視され，なかなか踏み込んだ議論がされてきませんでした．たとえ議論がなされても，死についてはさまざまな意見があるだけに，"議論のための議論"で終わってしまいがちでした．私は待ったなしの終末期医療の問題を1歩でも前に進めたいという思いから，2013年3月に開催された第15回日本在宅医学会大会松山大会で大会長宣言として，「終末期の医療と介護に関する松山宣言」（以下，松山宣言）を出させていただきました．宣言冒頭では次のように述べています．「急速に進む高齢化によって，日本は多死社会を迎えています．従来の，「治す」ことが主眼の医療から，治せなくても患者本人や家族を「支える」医療と介護が強く求められています．とくに

終末期に目指すべき医療と介護のあり方について，"終末期の医療と介護に関する松山宣言"を発信します．多死社会を迎え，避けられない死から目を背けず，患者にとっての幸せや生き方に向き合う医療と介護を提供しよう」．

終末期の患者の意思決定って？

安らかに逝きたいのか，1分1秒でも長く生きたいのか，聞いてみることよ

松山宣言
（2）治すことができない病や死にゆく病に，本人や家族が向き合える医療と介護を提供しよう．
　治せる病気を治すのは当然です．ただ，疾患の根治にのみ価値をおいていては，患者家族も穏やかに病に向き合った生活ができません．生命の有限性を医療・介護従事者も本人・家族も認識をした上で，亡くなるまでどう自分らしく生きるかについて考えることが重要です．死が避けられない以上，本人や家族が命としっかりと向き合い，話をして，病と共に生きていくことを支えましょう．

　10年ほど前の話です．ある大病院の地域連携室から「まだ，自宅に帰るかどうかわからない患者ですが，カンファレンスに参加してもらえますか？」との案内を受けて，患者さん本人・家族抜きの，病棟と緩和ケアチームの医師と看護師，連携室看護師がメインのカンファレンスに出席しました．患者さんは，52歳の末期がんの女性，明美さんです．
　明美さんはある日，胃痛で外来を受診したところ，全身に転移した進行胃がんで，手術はできない状態でした．抗がん薬も効果がなく，全身倦怠感や腰の痛み，胸水による呼吸困難といった症状が出て，胸水を抜くために入院をしていたのです．
　カンファレンスでは，今後の方針を話し合うということで，冒頭に主治医から現在の病状と経過について説明があり「もうがんは進行しており，積極的な治療の方策はなく，緩和ケアしか行えない」とのことでした．
　明美さんやご家族への告知の状況について，私から質問しました．すると主治医は，「患者本人は，がんであることと現在の病状についてはわかっている．もう状態が悪くなっていることも自覚しているだろうから，それ以上は話さなくてもよいと思う．ご主人には「もう抗がん薬の治療はできず，何ヵ月ももたないよ」とは話している」ということでした．私は，この説明では曖昧で甘いなと思いました．この曖昧さが，次の一歩を踏み出せない現状を生み出していると考えました．そこで私は，参加している医師たちに余命を聞きました．すると，「1ヵ月もつかどうか……，早ければあと1〜2週間で亡くなる可能性もあ

る」とのこと．そこで私は「そんなに短い予後なら，あと1ヵ月の間，どのように最期を過ごしてもらいたいか，どこで最期を迎えたいかを本人や家族に考えてもらうべきです．まず，もう病気を治すことはできないこと，でも楽にする治療はできることを主治医から伝え，限られた命であることをお伝えすべきなのではないでしょうか？ 病状や余命について，医療従事者と本人や家族の間でギャップが生じています．最初のボタンの掛け違いを修正していきましょう」と話しました．

ある医師からは「あと1ヵ月という告知をするのは酷なんじゃないか」との意見が出たので「1ヵ月という告知が難しいのなら，まず治療はもう難しいことを伝えたうえで，限られた命であることを主治医が逃げずに伝えることが大事だと思います．もしあと1ヵ月くらいしか生きられないと知ったら，明美さんはその限られた時間をどう過ごそうか，どこで最期を迎えたいか，最期にどのような療養を受けたいかなど考えると思うんです．そして，明美さんが望む最期を私たちがお手伝いしていってあげればいい．明美さんが最期には後悔しないように」と話しました．

今度は別の先生が「おそらくこの人は呼吸不全で亡くなります．だから，胸水をしっかり抜いてあげれば，ずっともつと思いますが……」と，胸水を抜く方針を強調しました．私は「医療は誰のものなんだろう」と心のなかで強く思いながら，こういいました．「繰り返しになりますが，治療はできないこと，限られた命であることをお話しした後で，残りの生活を楽にすることを優先するのか，いろんな医療処置を駆使して1分1秒でも長く生きたいのかを決定するべきなのではないでしょうか？」．

結局，明美さんには十分状態を説明し，今後どうするかを主治医と明美さん，ご家族で話し合ってもらったうえで，自宅に帰ることを希望されるようであれば，退院の準備を進めることとなり，自宅に帰る場合は，点滴と胸の管は抜いて帰るという方針になりました．

その1週間後，明美さんが退院を希望されたとの連絡が病院からありました．しかし，結局，主治医は明美さんに踏み込んだ話はしていないという情報も伝えられました．明美さんは胸水が抜けてよくなったから帰ると思っていたのです．

退院日に自宅にうかがい診療をしました．最初に「病院ではとことん治療できますが，自宅では積極的な治療はできないことをご理解ください．でも，楽にする治療はでき，病院での医療に遜色はありません．楽になることは最優先でやっていきます」とお話しすると，明美さんはにっこりと微笑んでうなずきました．そして明美さんに「これから1分1秒でも長く生きたいですか？ 楽になることを優先してほしいですか？」とたずねたところ，即座に「そりゃあ，楽になることを優先してほしいです．少々長く生きるよりも，できる限り家で過ごしたいし，そのほうが気持ちが楽です」と答えました．「少しでも長く」と望まれるのであれば，何より治療や延命を優先するため，入院を勧めます．楽にすることを優先していくのか，1分1秒でも長く生きることを選ぶのかで，明美さんの今後の療養方針は全く別のものになるのです（図7-2）．

退院して8日目，明美さんは自宅で息を引き取りました．亡くなる10分前まで会話も

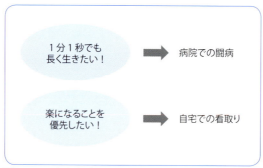

図7-2　限られた命であることを伝える

できていたそうです．ご主人や実父，友人たちに見守られながらの最期でした．ご主人も「病院ではなく，家で看取ってあげてよかった」といっていました．そしてご主人から，明美さんは脳梗塞で寝たきりになり，気管切開をしていた実母を16年間自宅で介護していたという話をうかがいました．明美さんが療養し，明美さんのご遺体が横たわっているそのベッドで，実母を介護し，看取ったというのです．その実母が亡くなる直前に，自身のがんがわかったのだそうです．そんな明美さんにとって，在宅療養はとても思い入れがあるものだったでしょう．

医療は患者のためのものであり，自分たちの医療技術を誇示するために用いるものではありません．その患者さんにとって，どのような治療や方針が最も満足のいくものなのかを考えていくべきではないでしょうか．

 患者本人に予後告知をするなんて，酷じゃないですか？

 伝え方には工夫がいるわ．でも，自分の命に向き合うことで，やりたいことが明確になるものよ

松山宣言

(4)最期まで，本人が自分らしく生きることができるよう適切な医療と介護を提供し，本人や家族とともに歩んでいこう．

　人は治らない病気になっても，誰でも最期まで自分らしく生きることができます．死を迎えるまで変化し，最期までその人らしいより豊かな生を全うできる権利を持つことを理解した上で，適切な医療と介護にあたりましょう．どう自分らしく生きるか，気持ちが揺れ動く本人，家族とともに医療者・介護者も考え，歩んでいくことが大切です．

ご主人と9歳を迎えようとする息子さん，そして実のご両親と5人で暮らすさゆりさん（49歳）も，1年前に卵巣がんと診断され治療を続けていましたが好転せず，病院ではもう治療法はないといわれました．ただし，さゆりさんには病名は告知され，根治が難しいと説明されていましたが，本人の希望により予後は知らされていませんでした．息子さんにもさゆりさんの病気の話はほとんどされておらず，退院して自宅に戻り，訪問診療が開始されても，「息子に診察されているところをみせたくないから，息子が学校に行っている午前中に来てください」といわれるほどでした．

自分は，よくない状態だとなんとなく感じているさゆりさんは，息子さんとの時間を大切にしたいと思いつつも，何をどうしたらよいかもわからない．そして，夫や両親も，さゆりさんの残された時間をどうしてあげればよいのか全く見当がつかず，さゆりさんと息子さんにどう接していいのかわからないままに自宅での療養が始まったのです．

こんな状況のままでは，今後，さゆりさんの状態が悪くなっていくと自宅での介護が困難になるのは目にみえています．そして，それはご家族にもけっしてよい影響を及ぼさないでしょう．訪問診療が始まって数日後，私は意を決して，訪問診療時にさゆりさんとご主人，そしてご両親に集まってもらい，さゆりさんの予後について，そして息子さんへの告知について話をしました．さゆりさんとご主人も，ご両親，そして同席したスタッフさえも涙を流しながらの真剣な話し合いでした．窓の外から友達と遊ぶ息子さんのはしゃいだ声が聞こえてくるなかでのインフォームド・コンセントでした．この話し合いで，自分に残された時間を認識したさゆりさんは，その時間を息子のために使いたいと宣言し，今後は診療の様子を息子にもみせたいので，息子のいる時間に診療に来てほしいといわれました．

それからさゆりさんは，息子さんと過ごす時間を少しでも長くするために，今後は入院はしないといわれ，訪問リハビリテーションの時間を使って，息子さんに残すメッセージカードやメッセージボイスをつくっていきました．自分の予後を考えると，今年のクリスマスや次の息子の誕生日には，自分はいない．来年10歳になったら迎える"2分の1成人式"や20歳の成人式のためにもメッセージやタイムカプセルを残したいと，ご家族の協力を得ながら，残りの時間を懸命に息子さんのために生きていました．

さゆりさんが自分の予後を知らないまま，自分の命や生き方に向き合わないままでいたら，さゆりさんの終末期は全く違ったものになったでしょうし，息子さんに残されたものも全く違ったものになったでしょう．最期まで患者さんがその人らしく生きるためには，患者本人が自分の命や生き方に向き合わなければなりません．そのために，まずは患者の予後を知る主治医が，患者の死と向き合わなければならないと思います．

松山宣言

(5) 周囲の意見だけで選択肢を決定せず，本人の生き方や希望にしっかりと向き合って今後の方針を選択しよう．

本人にとって最善の医療と介護は何なのかを常に考え，身体だけを生かし続けることに執着する医

療から脱却し，それぞれの患者の生き方や価値観，希望に合わせて，その人に最も適した医療や介護の提供を目指しましょう．

　認知症や脳の障害，コミュニケーション障害などで，本人が自分の意思を表出できなくても，周囲の医療・介護従事者・家族の考えだけで選択肢を決定するのではなく，「本人にとって，この選択は最善かどうか」に思いを馳せて選択をすることが必要です．可能ならば，事前に本人と今後の療養についての大まかな方針を話し合っておくことが重要だと考えます．

　たまきさん（89歳）は，施設で暮らしていましたが，脳梗塞を起こして入院．寝たきりの状態となり，経口摂取が困難な状態となりました．退院に際し，主治医は胃ろうを勧めましたが娘さんは拒否し，経鼻栄養で命をつなぐ状態でした．自宅に戻り，当院が訪問診療を開始し，今後の治療やケアの方針について娘さんと話し合いました．

　たまきさんは動く左手で経鼻チューブを抜こうとするために，左手が動かないように拘束されており，娘さんはそのことを申し訳なく思っていました．そこで私は「食べられるなら，少しでも自分の口から食べさせてあげられるように，リハビリもしていきましょう．でも，経鼻チューブでは，飲み込みの障害にもなり誤嚥のリスクも高くなります．様子をみて，落ちついているようなら高齢ではありますが，胃ろうも1つの選択肢かと思います」と提案しました．ただ，経口である程度食べられるようになれば，経鼻チューブを抜いて口から食べられるだけ食べて，自然にみていく選択肢もあることも併せて説明しました．

　選択に迷う娘さんに，私は「お母さんがもし今，昔と同じように判断ができて話せるとしたら，どのように答えると思いますか？　お母さんの命はお母さんのものです．家族の思いもあるでしょうが，1番尊重すべきは，お母さんの思いです．お母さんは今は自分の意思を表明できませんが，お母さんの生き方や価値観，人生観を一番よく知っているのはご家族です．お母さんの気持ちに思いをはせて考えてみてください」と話しました．

　娘さんは決断できずにいましたが，その後も何度も経鼻チューブを引き抜いてしまったたまきさんに「やはり，お母さんは経鼻チューブを嫌がっている」と思うようになり，胃ろうにしたいと思うようになりました．入院し，胃ろう造設の説明を受けた娘さんは，もし今，お母さんが意思を表示できたなら，鼻の管も抜いて口から食べられるだけ食べて，自然に逝きたいと思うはずだと考え直し，手術をやめ，たまきさんを自宅に連れて帰りました．

　自宅に戻っても，娘さんは経鼻チューブを抜くべきかどうかについて，いつも私たちに相談されました．その度に，当院の医師や訪問看護ステーションの看護師は娘さんと一緒に悩みました．そして「この問題に正解はありません．一緒に悩んで，本人とご家族が最も後悔のない選択を探しましょう」と話していました．経鼻チューブからの注入量を減らしていくと，たまきさんの体はむくみもなくなり，喀痰吸引も不要になりました．そして，穏やかに旅立たれました．

　患者本人が意思を表明できない状態の場合，医療従事者は往々にしてキーパーソンやご家族の意思を優先してしまいがちですが，患者さんの命は患者さんのものです．「本人な

らどう考えるか」を，患者さんのことをよく知るキーパーソンやご家族が思い至れるように助言することも必要だと考えます．

じゃあ，とにかく告知をしたほうがよいんですね！

ちょっと待って！「知らせてほしくない」人がいることも忘れずに！

　2010年に朝日新聞が実施した死生観に関するアンケート調査によると，「もし，あなたが治る見込みのない末期がんだとわかったら，そのことを知らせてほしいと思いますか」という問いに，80％近くの人が「知らせてほしい」と答えています．そして，自分が治る見込みのない病気で余命が限られていることがわかった場合，70％以上の人が「余命を知らせてほしい」と答えていました．やはり，多くの人が，自分の病気や予後（余命）を知りたいと思っているようです．自分の体であり，自分の人生です．後悔のないようにしたいと思うのは当然のことです．医療従事者や家族はそのことを知ったうえで，患者さんとかかわっていかなければならないと思います．ただし，このアンケートでは20％の人が「余命を知らせてほしくない」と答えています．「余命告知を望まない人もいる」ということを念頭に置いて，余命告知は進めなければなりません．

　告知は，早ければ早いほどよいと思います．後になると，嘘で塗り固められてしまいます．まず，診断のときに告知をするのが一番です．病院での告知率は増えているようですが，在宅療養を始める際に患者さんの退院時に告知をしていないケースも多くあります．そして，告知といってもそのレベルはいろいろです．

　告知の段階は3つあります．病名告知，病状告知，予後（余命）告知です（図7-3）．患者

図7-3　末期のがん患者への3つの告知

さんに詳しく聞くと，どこかの段階で中途半端に告知されているケースも多く，がんの病状を「腫れ物がある」と伝えて済ませていたり，もう治療法がないのに，はっきりと「治らない」と伝えていないこともしばしばあります．

　末期がんの場合，病名告知ではっきりとがんであるということ，病状告知では転移も含めた病状の進行具合を伝えたうえで，治せる・治せないを示すこと，余命告知では限られた命であれば，余命をきちんと伝えているかどうかが鍵となります．この3つの告知をしっかりと受けている患者さんや家族は，限られた人生をどこでどのように過ごすか，自分たちの意思で考えていけると思います．ただし，個人によって受けとめ方や反応は異なるので，本人や家族への告知後のフォローは大切です．

　現在は治す医療の比重が極端に高まっているので，治療に専念してきた医師は「治せない」とはなかなかいえません．でも，本当にそれでよいのでしょうか？ 死を目前にしている患者さんやご家族に後悔しない選択をしていただくために，医療従事者も現実から逃げずに患者さんと向き合わなければならないのです．

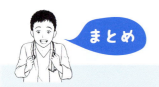

まとめ

　治す医療を追求してきた日本の医療にとって，死は「医療の敗北」と思われる風潮がありました．とにかく亡くなる最期まで治し続け手を尽くすことが，医療者の努めであると考えられてきました．結果として，医療者は「死」という言葉を避けるようにさえなってきました．でも，治せない病いや老化に向き合わなければならないとわかったとき，人はいつか必ず「死」を迎えるということを出発点としてはじめて，亡くなるまでどう生きるかについて向き合えると思うのです．

システム編

第8話

「自宅での看取り」の ハードルを下げるために

看取りのパンフレットと独居で
看取るための3つの条件

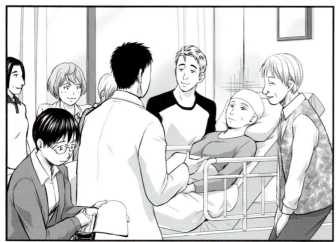
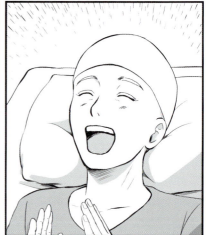
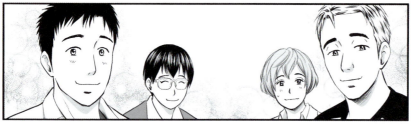
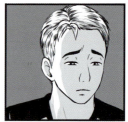

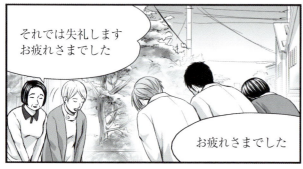
それでは失礼します
お疲れさまでした

お疲れさまでした

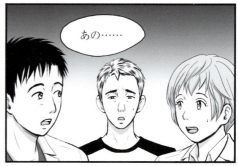
あの……

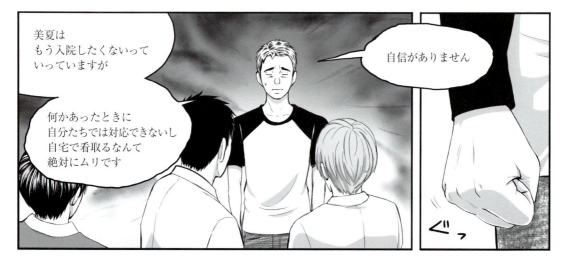
美夏は
もう入院したくないって
いっていますが

何かあったときに
自分たちでは対応できないし
自宅で看取るなんて
絶対にムリです

自信がありません

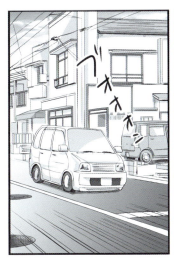
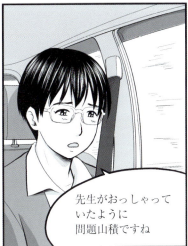
先生がおっしゃっていたように問題山積ですね
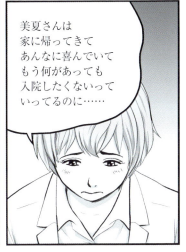
美夏さんは家に帰ってきてあんなに喜んでいてもう何があっても入院したくないっていってるのに……

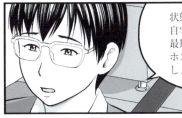
状態が安定している間は自宅で過ごして最期は緩和ケア病棟かホスピスになるんでしょうか
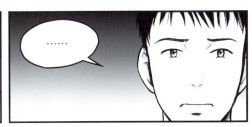
……

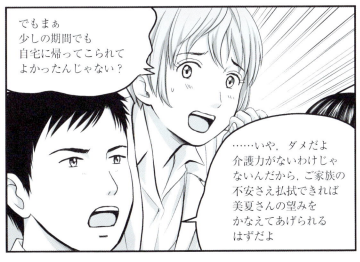
でもまぁ少しの期間でも自宅に帰ってこられてよかったんじゃない？

……いや，ダメだよ 介護力がないわけじゃないんだから，ご家族の不安さえ払拭できれば美夏さんの望みをかなえてあげられるはずだよ

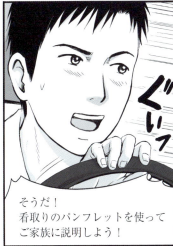
そうだ！看取りのパンフレットを使ってご家族に説明しよう！

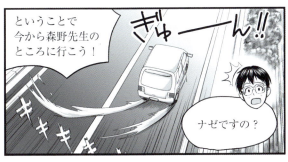
ということで今から森野先生のところに行こう！

ナゼですの？

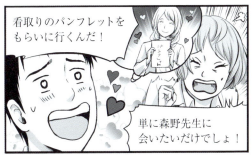
看取りのパンフレットをもらいに行くんだ！

単に森野先生に会いたいだけでしょ！

第8話 「自宅での看取り」のハードルを下げるために

どうすれば，ハードルを下げられるのだろう

患者さんとご家族の不安を取り除くことよ

　地域で在宅医療を行っている医師から，「自宅で看取ろうとがんばるのだけれど，結局，患者さんはみんな入院してしまうんだよね」といわれたことがあります．

　戦前の日本では，ほとんどの人が自宅で亡くなっていました．しかし，今や80％以上の方が病院で亡くなっています．ご家族が自宅で看取ろうとしても，自宅で看取った経験者が周りにいないだけでなく，ご近所や親戚からは「なぜ，こんな状態なのに病院に入院させないのか！」と非難されることもしばしばあるようです．日本の病院は快適です．医師も看護師も常にいますし，介護も万全です．そんな安心な場所を出て，家族だけしかいない自宅に戻ろうとするのですから，不安だらけでしょう．逆にいえば，その不安を取り除くことができれば，自宅での看取りのハードルが下がるのではないでしょうか．

　「患者さんとご家族の不安を取り除く」ために，私は以下の6つのポイントがあると考えています．

❶いつでも連絡がついて，24時間365日対応の体制が整えられている
❷必要なときに必要なだけ訪問できる
❸体の状態がどう変化をし，それに対してどんな対応をしたらよいかを，あらかじめお話しする
❹楽にすることはとことん行う
❺病院の医療を在宅医療にもち込むのではなく，できるだけ自然に，できるだけシンプルに
❻亡くなる前の1週間は点滴をしない

❶いつでも連絡がついて，24時間365日対応の体制が整えられている
❷必要なときに必要なだけ訪問できる

　この2つのポイントについては，別の回でもお話ししてきましたが，これら2つのポイントは，看取りなどの重症患者さんを診るためには絶対に必要な条件です．

　不安なときにいつでも連絡がつき，患者さんやご家族が来てほしいと望む，必要なときに必要なだけ訪問診療や往診，訪問看護をしてもらえるのなら，患者さんもご家族も安心して自宅で過ごし，看ることができるでしょう．その安心感が，自宅で看取ることができるという自信につながっていきます．

　医療者側は，訪問できる体制を整えるだけでなく，この患者さんの年齢や病名，状態なら，週に何回の訪問診療や看護が利用できるのかといったマネジメントをするための医療

保険や介護保険の制度の知識も必要になってきます．

❸体の状態がどう変化をし，それに対してどんな対応をしたらよいかを，あらかじめお話しする

亡くなる方の心や体がどのように変化していくのか，それに対して，どのような対応をしたらよいのか．その知識があるのとないのとでは，看取りに対する心構えや自信も違ってきます．これらの知識をご家族に知ってもらうために，当院では『看取りのパンフレット』というツールを利用しています．このツールについては，後ほど説明していきます．

❹楽になることはとことん行う

私が，在宅医療，とくに重症患者さんを診る際に大切にしてることに「楽なように　やりたいように　後悔しないように」があります．自宅に戻ってくるなら，まずは何よりも「楽になること」を優先します．体のどこかに痛みがあったり，だるさやしんどさがあると家に帰ってこようとは思わないものです．

病院では，治療を優先するあまり，疼痛コントロールが十分に行われてないことが多いようです．当院の患者さんで，50代の末期がんの男性患者さんがいましたが，奥さんは自宅に連れ帰って家で看取りたいと希望されているのに，当のご本人は，「こんなにしんどいのに，なんで家に帰るのか？　家に帰っても，ダメならすぐに病院に帰ってこられるんですよね」といって，自宅に戻られた方がいらっしゃいました．

しかし，在宅で十分な疼痛コントロールを行った結果，患者さんは「楽になった．家に帰ってきてよかった」といわれるようになり，お風呂に入ったり，さらには故郷の実家で暮らす父親に自分の病気のことを伝えに行きたいとまで口にされるようになりました．クルマで2時間あまりのご実家に1泊2日の日程で出かけられましたが，その間，とくに不調を訴えられることもありませんでした．ご実家に行かれた後は，「ほかにやりたいことも思い浮かばない」といわれ，退院して3週間後に自宅でお亡くなりになりました．

体が楽になったら，やりたいことが出てきて，そのやりたいことが1つでもできれば，後悔も少なくなる．このような支援を行うためにも，まずは「楽になること」をとことん行う必要があるのです．

❺病院の医療を在宅医療に持ち込むのではなく，できるだけ自然に，できるだけシンプルに

在宅医療であっても，病院並みにできる医療処置があります．だからといって，病院医療と同じことを在宅でも行おうとすると，ご家族の介護量が増えたり，家でゆっくり過ごす時間がなくなってしまいます．そうなると，何のために家に戻ってきたのかという思いを患者さんとご家族にさせることになります．

「できること」と，「するべきこと」は違います．患者さんとご家族が望む時間をつくり出すためにも，医療処置は必要最低限に，できるだけ自然にシンプルにするのがよいと思います．

❻亡くなる前の1週間は点滴をしない

水分を処理できなくなった終末期の身体に，食べられないからといって過剰な末梢輸液を行うと浮腫や痰になります．ご家族は喀痰吸引という医療行為をする自信がないからと

自宅での看取りを諦めてしまう場合もあります．そして何より，身体がむくんだり，痰が増えたり，その痰を吸引されることは，患者さんの身体苦痛を増やすことになります．

　安らかに穏やかに，枯れるように患者さんが逝くためにも，亡くなる前の1週間は輸液をしないことをお勧めします．

もっと具体的に教えてください

丁寧に説明するだけでも，ご家族は安心されるのよ

　目の前にいる患者さんとご家族を安心させるには，まずは話を聞き，不安に思っていることの解決策を具体的に提案するだけでも，効果があります．

　当院の，70代の外来患者さんとそのご主人の話です．進行性のがんである奥さんの告知を，急性期病院の主治医からご夫婦で受けたのですが，ご主人は自分が妻の面倒を看なければならないが，妻がこれからどうなっていくのか，自分はどう対応していったらよいのか，全くわからない……．その不安のあまり，うつ状態になり，心療内科に通院するほどになってしまったそうです．今後，訪問診療に移行する可能性もあることから，ご夫婦で当院に相談に来られました．

　そこで私は，「外来に受診に来られる間は外来受診を，通院が困難になったら訪問診療を利用して，自宅での介護や療養が難しくなったり，疲れたときは，当院の病床に入院することもできますよ」と，患者さんとご家族の状態や状況によって療養場所を変えることができることをお話しするとともに，そのご夫婦よりもっと高齢のご夫婦や独居の方でも自宅で療養したり，看取ったりされていますよとお伝えしました．なぜ独居の方や老老介護の方でも自宅で療養や介護をしたり，看取ったりできるのか？　それは医療保険や介護保険の制度を上手に活用すれば，介護といっても家族が何をするわけでもなく，何かあったら，医師や看護師に「連絡するだけでよい」という体制がつくれるからです．

　そんなお話しをしたところ，ご主人の表情がとても晴れやかになり，「今後，どういうふうに看ていったらいいかわかりました．方向を指し示してもらったことで安心しました」とおっしゃいました．患者さんやご家族が不安に思うことには原因があります．その原因が「よくわからない」ことだとしたら，相手がイメージできるまで丁寧に説明することで不安は取り除けるのです．それは自宅での看取りでも同じです．ご家族が自宅での看取りを不安に思うのは，亡くなっていく人がどうなっていくのか，その変化に対して，家族はどのように対応したらいいのかわからないから不安なのです．当院では，その不安を取り除くためのツールとして，看取りのパンフレット『家で看取ると云うこと』を使っています（図8-1）．

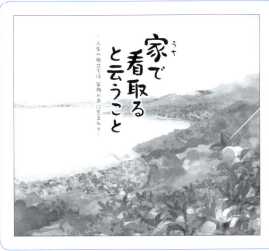

目次（第3版より）
1. 人はどこで亡くなるのでしょう？ 現在は多くの方が病院で亡くなっています
2. 人が生きることを尊重し，死を早めることも，死を遅らせることもしない
3. どう生きてきたのか…本人の気持ちに想いを馳せる
4. 気持ちは揺れて，あたりまえ
5. 「楽な最期」とは，枯れるように逝くこと　人も草木と同じです
6. 自宅で看取ることは，しぜんなこと
7. 最期の瞬間はご本人とご家族のためにあります
8. 楽なように，やりたいように，後悔しないように
　　それぞれの家族のものがたり
　　そのときが，やってきました
9. 看取りのときが近づいてきたら…
10. 最期のその瞬間をみていなくてもいい
11. 旅立ちのときがやってきました…

図8-1 『家で看取ると云うこと —人生の旅立ちは 家族の声に包まれて—』

パンフレットの表紙絵には，たんぽぽ俵津診療所のある愛媛県西南部，宇和海に面した俵津地区を野福峠という場所から見下ろした風景画を載せています．みかん山と青く穏やかな宇和海は，私の医師として原点を思い起こさせてくれる風景でもあるからです．

このパンフレットを1万部制作し，学会や講演会などで医療・介護関係者，一般の人にも無料で配布したところ，口コミで広がり，全国の病院や施設，個人からも問い合わせがきて，1年後にはほとんどなくなってしまいました．

現在は自費で出版しているため，印刷と送料代程度の値段で販売していますが，現在も「ご家族への支援で利用するから」と他県の医療機関からまとまった冊数のご注文をいただくことがあります．

 「看取りのパンフレット」はどう使うの？

 看取りのための知識と心構えを得てもらうの

　予後が月単位から週単位となった患者さんのご家族には，この看取りのパンフレットをご家族にお渡しをして，今後，どのように患者さんをみていくのかを話し合います．このようなパンフレットをお渡しするのは，その人のペースでいつでも何度でも繰り返し読んで，理解を深めてもらえるからです．当院では，ご家族に看取りのパンフレットを渡したのかどうかも，朝の全体ミーティングの確認事項の1つになっているくらいです．
　自宅での看取り支援のためのツールをつくろうと思ったのは，ホスピスで亡くなる人の心身がどのように変化していくのか，それに対してどのように対応したらよいのかというレジュメをつくって，ご家族に渡しているという取り組みを知ったからでした．そのホスピスからレジュメをいただき，自宅看取り向けに内容を変更しました．自宅では病院のように常に医療従事者がそばにいるわけではありません．予期しない変化が起こったときの

対応や，亡くなるときに医師がそばにいなくてもよいこと，また，家族で十分お別れをしてもらってから，医師に連絡してもらえばよいことなどを加えました(図8-2，3).

⑩ 最期のその瞬間(とき)をみていなくてもいい

人生最期の時を住み慣れた自宅で、大切な人に囲まれてゆったりと過ごし、人生の長い旅路を終える。さまざまな想いが走馬灯のように巡るとともに、症状の変化にどう対処すればよいのかと、いろいろと心配になるかと思います。

残された時間が数日となった頃には、旅立ちの衣服、例えば、本人のお気に入りの服や、家族の希望のものなどを用意してもいいでしょう。言葉に対する反応も鈍くなってきますが、聴覚や触覚は五感の中で最後まで残るといわれています。手を握ったり、体をさすったり、言葉をかけてあげてください。

最期は、本人が穏やかにいられるように。そして、周りの人は、これから起こるさまざまな変化にもあわてることがないよう、心の準備をしてください。

必要なら、私たちに、いつでも遠慮なく相談してください。

そして、お伝えしなければならない大切なことがひとつあります。それは、息を引き取るその瞬間をみていなくてもいい、ということです。病院や施設でも、実は最期の瞬間はみていないことが多いのです。

家族が眠っている間や、ちょっと部屋を離れた間に亡くなっていたとしたらそれは「誰も気がつかないほどに穏やかに安らかに旅立てた」ということ。

「楽に逝った」ということなのです。

27

（前略）症状の変化にどう対処すればよいのかと，いろいろと心配になるかと思います．

残された時間が数日となった頃には，旅立ちの衣服，たとえば，本人のお気に入りの服や，家族の希望のものなどを用意してもよいでしょう．言葉に対する反応も鈍くなってきますが，聴覚や触覚は五感のなかで最後まで残るといわれています．手を握ったり，体をさすったり，言葉をかけてあげてください．

最期は，本人が穏やかにいられるように．そして周りの人は，これから起こるさまざまな変化にもあわてることがないよう，心の準備をしてください．

必要なら，私たちに，いつでも遠慮なく相談してください．そして，お伝えしなければならない大切なことがひとつあります．それは，“息を引きとる瞬間をみていなくてもいい”ということです．病院や施設でも，実は最期の瞬間はみていないことが多いのです．

家族が眠っている間や，ちょっと部屋を離れた間に亡くなっていたとしたらそれは「誰も気がつかないほどに穏やかに安らかに旅立てた」ということ．

「楽に逝った」ということなのです．

図8-2 『家(うち)で看取ると云うこと　10．最期のその瞬間(とき)をみていなくてもいい』より抜粋

⑪ 旅立ちのときがやってきました…

- 予期せぬ変化があった時、救急車を呼ぶ前にまずは在宅医療スタッフに連絡してください。
  一日中ずっと眠っているようになります。
  そのうちに、呼んでもさすっても反応がなく、ほとんど動かなくなります。
- 五感の中で聴力は最後まで残るといわれていますから、できるだけ声をかけてあげてください。
- 大きく呼吸をした後10秒ほど止まり、また呼吸をする波のような息づかいになります。
  あごを上下させる呼吸になります。下顎(かがく)呼吸という最後の呼吸の状態です。
  苦しそうに見えるかもしれませんが、この頃には、意識はなく苦しみもありません。
- やがて呼吸が止まり、胸やあごの動きも止まります。脈が取れなくなり、心臓が止まります。
  だいたいでかまいませんから、この時間を亡くなられた時刻として、記憶にとどめておいてください。

最期の瞬間(とき)に医師は不要です。延命や救命処置も必要ありません。
そのときを、本人と大切な人たちで過ごしてください。

充分なお別れをされたら、ご連絡ください。
亡くなられた後の身支度は、私たちもお手伝いさせていただきます。

29

- 予期せぬ変化があった時，救急車を呼ぶ前にまずは在宅医療スタッフに連絡してください．
- 五感の中で聴力は最後まで残るといわれていますから，できるだけ声をかけてください．
- 大きく呼吸をした後 10 秒ほど止まり，また呼吸をする波のような息づかいになります．
  あごを上下させる呼吸になります．下顎(かがく)呼吸という最後の呼吸の状態です．
  苦しそうに見えるかもしれませんが，この頃には，意識はなく苦しみもありません．
- やがて呼吸が止まり，胸やあごの動きも止まります．脈が取れなくなり，心臓が止まります．
  だいたいでかまいませんから，この時間を亡くなられた時刻として，記憶にとどめておいてください．
  充分なお別れをされたら，ご連絡ください．
  亡くなられた後の身支度は，私たちもお手伝いさせていただきます．

図8-3 『家(うち)で看取ると云うこと　11．旅立ちのときがやってきました…』より抜粋

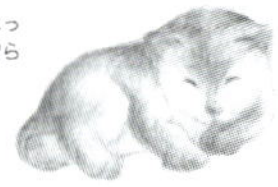

最初は当院もA4コピー用紙のレジュメでご家族にお渡ししていたのですが，家族を自宅で見送るという大きな出来事の指南書にふさわしく，いつまでも手元に置いていただけるものをと考えていました．そんなとき，平成24年度の厚生労働省在宅医療拠点事業の一環として，看取りのパンフレットをつくる機会をいただきました．そうしてできたのが『家で看取ると云うこと　―人生の旅立ちは 家族の声に包まれて―』という小冊子です（図8-1）．

　現在は合本して1冊にしていますが，制作当初は「第1部　在宅医からのメッセージ」と「第2部　看取りと向き合う」の2分冊をケースに納めた豪華版でした．読む人に自分たちの想いが伝わるようにと，医師や看護師，スタッフで何度もミーティングをもち，一言一句にこだわってつくり上げました．

　第1部と2部に分けたのは，それぞれの用途で利用できるようにと考えたからです．第1部では，自宅での看取りは，歴史的にも世界的にみても特別なことではないこと，楽な最期のためには，終末期には輸液を控えたほうがよいことなど，自宅看取り全般についての内容です．まだ看取りまで時間がある時期にも読んでいただけ，自宅看取りの社会的なハードルを下げるなど，啓発活動にも利用できます．

　そして第2部では，さらに踏み込んで，実際に看取るためのノウハウを具体的に記しています．この冊子をお渡しして実際に自宅で家族を看取った方からは「この本に書いてあるとおりだったので，落ち着いて看取ることができました」との声をよくいただいています．

独居の人でも自宅で亡くなることは可能？

3つの条件がクリアできたら，可能だと思うわ

　「1人暮らしでは，自宅での看取りは無理ですよね」という質問もよく受けます．これも次にあげる3つの条件が満たされれば可能だと私は考えています．

> **独居でも看取れる3つの条件**
> ①患者さん本人が自宅での看取りを強く望み，家族や親戚も本人の想いを尊重していこうとしていること
> ②点滴や胃ろうをせずに自然な看取りを行うこと
> ③家族や親戚，在宅サービスの援助者が，「亡くなる瞬間を誰かがみていなくてもよい」ということを理解していること（図8-2）

　本人が自宅での看取りを強く希望していなければ，当然無理ですし，周囲や親戚の理解が

ないと，患者さんの人生の最後に無用のトラブルを起こすことになってしまいます．そして，点滴や胃ろうといった医療処置があると介護力が必要となり，独居では自宅療養も困難です．

　そして，意外に見落とされているのが，3番目の条件です．病院では，患者が死ぬ瞬間に必ず誰かが立ち会っているわけではありませんから，医療従事者にとっては説明のいらないくらいに当たり前のことであっても，一般の人にとってはそうではないのです．息を引きとる瞬間を見逃すまいとじっとそばについていたり，逆にその瞬間に誰もそばにいなかったと悔やむ人がいます．ですからこれは，独居の方だけでなく，家で看取ると決めたすべての人にお伝えすべきポイントでもあります．「家で看取ると決めたからといって，息を引きとる瞬間に誰かが立ち会わなければならないわけではないのですよ．病院や施設でも，実は最期の瞬間はみていないことが多いのです．それまで十分に介護をされてきたのですから，誰もいないときに1人で亡くなったことを周囲の人は悔やまなくてもいいのですよ」と事前に説明して，ご家族の負担を軽くしてあげてください．

　冒頭のマンガの佐藤美夏さんのご主人のように，自宅に連れ帰ってきたけれど，最期まで看病することはできないとおっしゃるご家族は，よくいらっしゃいます．むしろ，最初から「家で看取ります！」といわれるご家族のほうが少ないくらいです．しかし，自宅での療養が始まり，訪問診療や看護が入って，自宅での介護がどのようなものなのか，どんな支援が受けられるのかがわかってくると徐々に自信をつけられ，自宅で最期を看取られるようになります．患者の病気だけを診るような医療では，それは不可能でしょう．しかし，患者さんの生活や人生，家族まで丸ごと診る医療なら，可能になるのです．それが在宅医療の醍醐味だと私は思います．

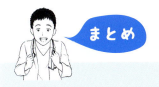
まとめ

　昭和40年代くらいまでは，日本でも当たり前のように，家で自然に看取っていました．しかし，近年，死亡者の約80％は病院で亡くなっています．そのため，ご近所や親戚にも家で家族を看取った経験をもつ人はほとんどいなくなりました．少し前なら地域にも看取りの経験者がいて，人が亡くなるときはこのような変化をして，このようにみていけばいいのだとアドバイスしてくれる指南役，応援者がいたと思います．しかし，今では逆に，「なぜ，そんな状態で病院に行かないのか」とか「なぜ，点滴もしないのか」など，自宅でも看取ろうとするご家族に対して否定的な意見もいわれ，自宅での看取りがハードルの高いものになってしまっています．

　病院にいれば安心して看取れる時代に，自宅に連れて帰って看取るのは，ご家族にとって，とても不安なことです．その不安をいかに取り除くかが，自宅での看取りの鍵だと思います．「看取りのパンフレット」をお渡ししたご家族からは，「このパンフレットに書かれていたとおりに変化していって看取ることができ，安心しました」といわれます．これは，いわば看取りの指南書であり，以前なら地域にいた指南役や応援者の代わりを務めているといえます．この「看取りのパンフレット」を使うだけでも，自宅での看取り率は上がるのではないかと私は思っています．

　そして，「看取りのパンフレット」だけではなく，初めて自宅で看取ろうとする家族に対して，「これでいんだよ」とサポートする強力な応援団も必要です．皆さんも，ぜひ不安を感じている患者さんやご家族に安心を与えて，応援してください．

コラム 5　在宅復帰をより安心に　―在宅療養なんでも相談室―

　在宅療養を始めるに当たり大切なことは，「患者さんの不安をいかに取り除けるか」にあると思っています．自宅で訪問診療やその他の在宅サービスを受けながら，どのような療養ができるのかをイメージできなければ，患者さんは不安を感じて「自宅に帰りたい」とは思わないでしょう．

　患者さんが安心して退院できるよう，病院には退院支援を行う地域連携室がありますが，当院にも病院退院から在宅療養への移行を支援する「在宅療養なんでも相談室」という部署があります．相談室は，看護師と社会福祉士，相談員で構成され，新規患者の問合せや紹介があった場合，この部署が患者情報を収集し，退院前カンファレンスへ出席，初診にも同行します．それだけでなく，患者さん・家族に当院のシステムや費用の説明，診療車が駐車する駐車場の確保なども初診までに行っています．

　新規問合せから退院前カンファレンス，そして初診までの間，相談室の同じスタッフが担当することで，患者さんやご家族にとって不安が大きい退院前から在宅医療導入までを，「見知った顔がいる」という安心を感じてもらえればと思っています．

　また，この相談室は新規患者紹介だけでなく，在宅療養に関する相談であれば，なんでも受けています．その相談はホームページをみた北海道や関東など，各地からも寄せられています．「高齢の父親が食べられなくなり，主治医から胃ろうを勧められているが，どうしたらよいか」や，「親が入所している施設で，適切なケアが行われてないようだが，どこに相談したらよいか」，「神奈川県から電話をかけているが，うちの近所の在宅医を教えてほしい」という一般の方からの相談もあれば，「訪問看護の制度について教えてほしい」と電話をかけてくる訪問看護ステーションもありました．相談室のスタッフは，その都度親身に話を聞き，1時間以上傾聴することも珍しくありません．

　在宅療養に関することなら「なんでも」相談できる場所があるという安心感が，地域に在宅医療を普及させる一因になればと願っています．

制度の知識編

第 9 話

医学総合管理料の役割と算定ポイント

2016年度診療報酬改定より

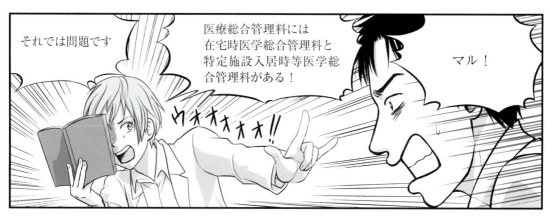
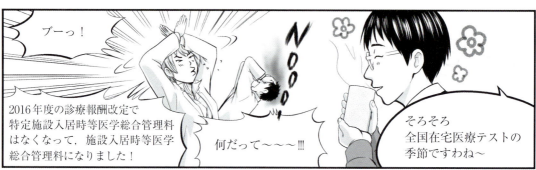
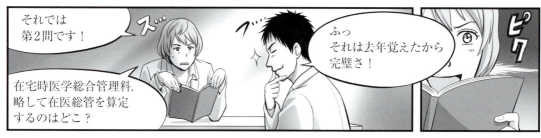
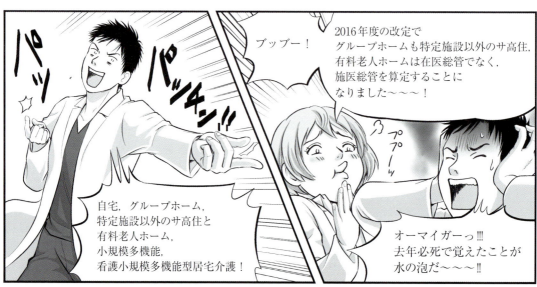

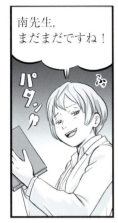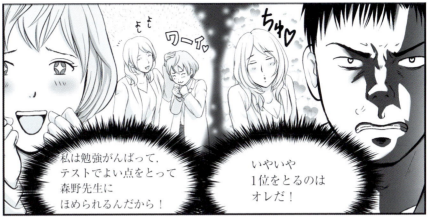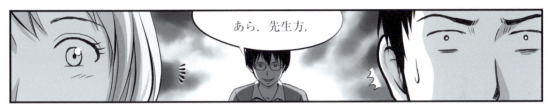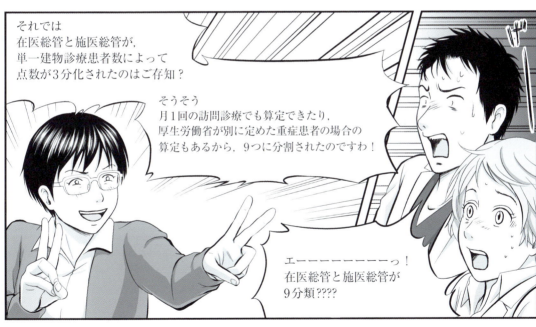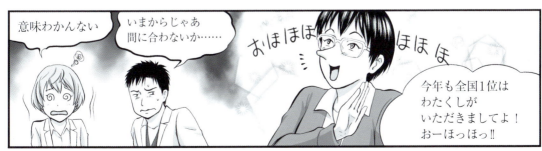

そもそも医学総合管理料って？

 在宅医療に欠かせない診療報酬よ

　在宅時医学総合管理料（在医総管）と施設入居時等医学総合管理料（施医総管）は，在宅患者訪問診療料，往診料とともに在宅医療の基本となる報酬です．しかし，算定の仕組みは異なります．在宅患者訪問診療料と往診料は，訪問の都度，算定するのに対し，在医総管や施医総管は患者に24時間・365日対応できる医療機関の体制を評価したものです．24時間・365日体制を整えて，定期的な訪問診療を月1回以上行うことが算定の要件になっています（表9-1）．

　この在医総管と施医総管の報酬は，在宅医療を手がけている医療機関の経営の柱となるほどに高い報酬点数が与えられています．その分，患者さんの負担は増えるのですが，この管理料の算定対象患者が多ければ多いほど，医療機関の経営は安定します．それによって，24時間対応の当番体制を維持し，質の高い在宅医療が提供できたり，治療に必要な物品の購入などが可能になるのです．

　ただし，どんな医療機関でも算定できるわけではありません．診療所または，在宅療養支援病院，さらには在宅療養支援病院以外の200床未満の病院が届け出可能ですが，ケアマネジャーや社会福祉士などの配置や在宅医療担当の常勤医師の勤務，ほかの医療保険・福祉サービスとの連携調整や市町村などへの情報提供に努めるなどの施設基準

表9-1　在医総管と施医総管の算定対象者と算定要件

	在宅時医学総合管理料（在医総管）	施設入居時等医学総合管理料（施医総管）
算定対象者の居住場所	・自宅（戸建住宅，集合住宅） ・小規模多機能型居宅介護事業所，看護小規模多機能型居宅介護事業所（宿泊サービス時のみ．サービス利用前30日以内に訪問診療料等を算定した医師に限り，サービス利用開始後30日まで） ・ケアハウスなど	・養護老人ホーム（定員110人以下に限る） ・軽費老人ホーム（A型のみ） ・特別養護老人ホーム（末期の悪性腫瘍，死亡日から遡って30日以内の患者に限る） ・短期入所生活介護事業所（介護予防を含む．サービス利用前30日以内に訪問診療などを算定した医師に限り，サービス利用開始後30日まで） ・有料老人ホーム* ・サービス付き高齢者向け住宅* ・認知症高齢者グループホーム*など
算定要件	①在宅療養計画に基づき，月1回以上継続して訪問診療を行った場合に算定する ②当該患者に対して，主として診療を行っている1つの医療機関が算定する ③投薬などの費用は別に算定できない ④在宅がん医療総合診療料を算定する月は併算定できない	

＊：2016年3月以前に在医総管を算定していた患者については，2017年3月末までは在医総管を算定できる．

表9-2　在医総管と施医総管の施設基準

診療所または在宅療養支援病院（在支病）
在支病以外の200床未満の病院が算定を届け出ることができる

【告示】（厚生労働省告示第54号，2016年3月4日改正）
(1) 当該保険医療機関内に在宅医療の調整担当者が1人以上配置されていること
(2) 患者に対して医療を提供できる体制が継続的に確保されていること
【通知】（2016年3月4日保医発0304第2号）
(1) 次の要件のいずれをも満たすこと
　ア　介護支援専門員（ケアマネジャー），社会福祉士などの保険医療サービスおよび福祉サービスとの連携調整を担当する者を配置していること
　イ　在宅医療を担当する常勤医師が勤務し，継続的に訪問診療等を行うことができる体制を確保していること
(2) ほかの保険医療サービスおよび福祉サービスとの連携調整に努めるとともに，当該保険医療機関は，市町村，在宅介護支援センターなどに対する情報提供にも併せて努めること
(3) 地域医師会などの協力・調整などのもと，緊急時などの協力体制を整えることが望ましい

表9-3　在医総管と施医総管を算定する際に注意すること

- 主として当該患者を診療している医師が属する1つの医療機関において算定する
- 個別の患者ごとに総合的な在宅療養計画を作成し，その内容を患者，家族およびその看護に当たる者などに対して説明し，在宅療養計画および説明の要点などを診療録に記載する
- 患者が入居・入所する施設と法人代表が同じなど，特別の関係にある医療機関でも算定できる
- 当該患者が診療科の違うほかの医療機関を受診する場合には，診療の状況を示す文書を当該医療機関に交付するなど，十分な連携を図るように努める
- 1つの患家に在医総管または施医総管の対象患者が2人以上いる場合は，患者ごとに算定する
- 在医総管または施医総管を算定した月において，それらを算定する医療機関の外来を受診した場合であっても，投薬の費用は算定できない
- 在宅がん医療総合診療料を算定した日の属する月には，在医総管または施医総管は算定できない
- 機能強化型や在支診であっても，担当医の氏名や担当日などを文書で提供していない患者については，「在支診・在支病以外」の報酬を算定する在医総管などを算定しなければならない

（表9-2）もあります．また，当該患者に対して主として診療を行っている1つの医療機関しか算定できません．さらには，在医総管や施医総管を算定した患者に対しては，別に厚生労働大臣が定める診療にかかる費用や投薬の費用は併算定できないなど，細かい規定があります（表9-3）．

この医学総合管理料は2016年度の診療報酬改定で大きく変わったのです．

診療報酬改定でどう変わったの？

大きくは4つよ

2016年度の診療報酬改定で，施設系居住患者に算定する特定施設入居時等医学総合管理料（特医総管）がなくなり，新しく「施設入居時等医学総合管理料（施医総管）」が登場しました．算定の要件もそれぞれに変わっています．さらには，在医総管・施医総管には「単

一建物診療患者」という概念も設定されました．変更になった4つのポイントを1つずつみていきましょう．

> **＜2016年度の改定のポイント＞**
> ❶ 月1回の訪問診療でも算定できる管理料が新設された
> ❷ 重症度の高い患者の管理料が新設された
> ❸ 同じ建物のなかで診ている患者数（単一建物診療患者数）により3区分された
> ❹ 在医総管を算定していた認知症高齢者グループホームや有料老人ホーム，サービス付き高齢者住宅（サ高住）の居住患者に，施医総管を算定することになった

❶ 月1回の訪問診療でも算定できる管理料が新設された

従来の在医総管・特医総管は，計画的な医療管理のもとに月2回以上の定期的な訪問診療を行わなければ算定できませんでした．しかし，2016年度の改定で，月1回の訪問診療でも算定できる点数が設けられたのです．この管理料が新設されたことにより，軽症在宅患者の訪問回数増を抑制することができます．というのも，軽度の認知症や軽度の麻痺があり，通院が困難なために在宅医療の適応となる患者さんがいますが，軽症とはいえ患者さんやご家族は何かあったら不安だからと，24時間の医療対応を希望されます．そうなると医療機関としては，在医総管や施医総管を算定せざるを得ず，月に2回もの訪問診療が必要のない軽症の落ち着いた患者さんにも，在医総管等を算定するために月2回の訪問診療を行っていたのです．

月1回の訪問診療でも在医総管や施医総管が算定できれば，軽症患者の診療訪問回数の上振れを防ぐと同時に，その労力をより重症患者に振り分けることができるようになります．そして，それと呼応するように重症度の高い患者に対しての管理料が新設されました．

❷ 重症度の高い患者の管理料が新設された

前述のように，重症度の高い患者の管理料が新設され，「別に厚生労働大臣が定める状態の患者」（**表9-4**）と位置づけられた末期の悪性腫瘍やスモン，指定難病の患者，また人工呼吸器や気管カニューレを使用している患者に医学管理を行った場合は高い点数が算定できるようになりました．

❸ 同じ建物のなかで診ている患者数（単一建物診療患者数）により3区分された

単一建物患者診療患者とは，マンションや施設など1つの建物に居住する者のうち，医療機関が在医総管や施医総管を算定する患者の数をいいます．単一建物診療患者数で「1人」，「2〜9人」，「10人以上」で3区分され，診療報酬が異なります．

ただし，例外として次のA〜Cの3つがあります．

表9-4　在医総管・施医総管の算定時に別に厚生労働大臣が定める状態

(特掲診療料の施設基準等別表第8の2に掲げる疾患・状態)
【以下の疾患に罹患している患者】
- 末期の悪性腫瘍　・指定難病　・脊髄損傷　・スモン
- 後天性免疫不全症候群　・真皮を越える褥瘡

【以下に掲げる状態の患者】
- 在宅自己連続携行式腹膜灌流を行っている状態
- 在宅血液透析を行っている状態
- 在宅酸素療法を行っている状態
- 在宅中心静脈栄養法を行っている状態
- 在宅成分栄養経管栄養法を行っている状態
- 在宅自己導尿を行っている状態
- 在宅人工呼吸を行っている状態
- 植え込み型脳・脊髄刺激装置による疼痛管理を行っている状態
- 肺高血圧症であって，プロスタグランジンI₂製剤を投与されている状態
- 気管切開を行っている状態
- 気管カニューレを使用している状態
- ドレーンチューブまたは留置カテーテルを使用している状態(胃ろうは含まない)
- 人工肛門または人工膀胱を設置している状態

A. 同一世帯に患者が2人以上いる場合は，在医総管・施医総管ともに単一建物診療患者「1人の場合」を算定できます
B. 在医総管に限り，医学管理を行う患者が建物の戸数の10％以下の場合や，総戸数が20戸未満で医学管理を行う患者が2人の場合，「1人」の点数を算定できます
C. グループホームの場合は，各ユニットごとの診療患者数を単一建物患者数とみなします

❹在医総管を算定していた認知症高齢者グループホームや有料老人ホーム，サービス付き高齢者住宅の居住患者に，施医総管を算定することになった

　冒頭のマンガで南先生がショックを受けていたように，2016年度の改定以前は，グループホームと特定施設以外のサービス付き高齢者住宅，有料老人ホームでも自宅と同じ在医総管を算定していましたが，2016年度の改定でグループホーム，特定施設以外のサービス付き高齢者住宅，有料老人ホームも施医総管を算定することになりました．以前は，サービス付き高齢者住宅・有料老人ホームといっても，特定施設なら特医総管，特定施設以外なら在医総管と異なっていましたが，施設系はすべて施医総管を算定と，よりシンプルになったのです．

　在医総管を算定するのは，自宅と小規模多機能型居宅介護・看護小規模多機能型居宅介護を利用する場合となりました(**図9-1**)．

　そして，2016年度の改定で在医総管・施医総管は，単一建物診療患者数の3区分と，月1回の訪問診療患者，月2回以上の訪問診療患者，そして月2回以上の別に定める状態の患者と9つの区分に分かれることになったのです(**表9-5**)．

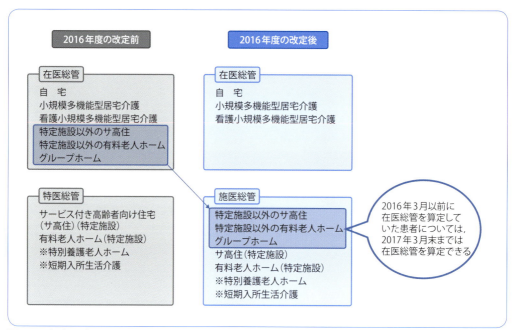

図9-1　在宅医療を受ける場所と算定する医学総合管理料
※印の施設は算定に別の要件あり．

表9-5　在医総管・施医総管は9つに区分される

	訪問頻度	単一建物の診療患者数	機能強化型在支診・在支病病床あり	
在医総管	月2回以上（別に厚生労働大臣が定める状態の患者）	1人	5,400点	①
		2〜9人	4,500点	②
		10人以上	2,880点	③
	月2回以上	1人	4,600点	④
		2〜9人	2,500点	⑤
		10人以上	1,300点	⑥
	月1回	1人	2,760点	⑦
		2〜9人	1,500点	⑧
		10人以上	780点	⑨

機能強化型在支診・在支病で病床ありの場合の在医総管の診療報酬．

管理料に含まれる費用は？

 患者に支給する医療材料も含まれるのよ

　冒頭で，在医総管や施医総管を算定した場合，別に厚生労働大臣が定める状態の患者の診療にかかる費用や，投薬の費用は併算定できないと述べましたが，ここで詳しく説明いたします．

　在医総管と施医総管には，表9-6に示す医療管理料や在宅療養指導管理料が包括されていて，併算定ができません．2016年度の改定で，創傷処置や爪甲除去，喀痰吸引など18の処置も追加されました．

　さらに，在医総管と施医総管には医療材料の費用も含まれています．在宅医療の処置で必要な物品は，特定保険医療材料等で算定できるものは，保険請求しますが，それ以外は基本的に在医総管や施医総管，そして在宅療養指導管理料に含まれているのです．

　厚生労働省の通知では，保険給付と重複する物品やサービス，いわば治療（看護）行為と密接に関連した物品やサービスの費用を患者から実費徴収することは認められていない旨が明記されています．そのため，在宅で治療や処置を行うのに必要なものと不必要なものを区別したうえで，必要なものは医療機関が費用を負担して患者に提供しなければなりません．

表9-6　在医総管・施医総管に包括されているもの

医学管理など
・特定疾患療養管理料　・小児特定疾患カウンセリング料　・小児科療養指導料 ・てんかん指導料　・難病外来指導管理料　・皮膚科特定疾患指導管理料 ・小児悪性腫瘍患者指導管理料　・糖尿病透析予防指導管理料　・生活習慣病管理料

在宅医療
・衛生材料等提供加算　・在宅寝たきり患者処置指導管理料

投　薬
・投薬費用（処方せん料，外来受診時の投薬費用含む）

処　置
・創傷処置　・爪甲除去　・穿刺排膿後薬液注入　・喀痰吸引　・干渉低周波去痰器による喀痰排出 ・ストーマ処置　・皮膚科軟膏処置　・膀胱洗浄　・後部尿道洗浄　・留置カテーテル設置 ・導　尿　・介達牽引　・矯正固定　・変形機械矯正術　・消炎鎮痛等処置 ・腰部または胸部固定帯固定　・低出力レーザー照射　・肛門処置　・鼻腔栄養

表9-7 療養の給付と直接関係ないサービスの例

①おむつ代，尿とりパッド代
②証明書代
③在宅医療にかかる交通費
④薬剤の容器代
⑤インフルエンザなどの予防接種費用
⑥他院から借りたフィルムの返却時の郵送代

逆に，療養の給付に関係のない材料については，患者から実費を徴収できます．療養の給付と直接関係ないサービスなどは厚生労働大臣の通知により例示されいています（表9-7）．

在医総管と施医総管の診療報酬は，在宅医療を手がける医療機関の経営の柱となるほど高額な理由の1つには，このような管理料や医療材料の費用も含んでいるからと考えられます．在医総管や施医総管を算定する限り，必要十分な衛生材料を患者さんに提供するべきです．

在支診になると費用が高くなりますね

 それは，24時間しっかり対応するためのコストなの

在医総管と施医総管の診療報酬は，「在支診・在支病以外」の診療所・病院と，在支診・在支病(p.116)かで，大きな差があります（表9-8）．機能強化型の在支診や在支病になるとさらに高額になります．そのため，在支診や在支病の患者さんのなかには「同じ訪問診療を受けているのに，ここは高い！」と考えている人がいるかもしれません．しかし，在支診や在支病には，24時間体制や地域の病院と連携をとるために施設基準があり，機能強化型になるとさらに高い施設基準をクリアしなければなりません．これらの施設基準は，自宅での看取りを望まれる方や神経難病などの重症患者さんが，安心して自宅で療養できるようにするためのものです．医療機関は体制を整えるために，それだけのコストを支払わなければならず，高額の診療報酬はその対価といえるでしょう．

在支診を受診するか，それ以外の診療所を受診するかは，患者の状態などをもとに，患者本人やご家族が選択すればよいのです．ただ，重度の在宅患者は公費負担医療制度に適用されている場合が多く，自己負担はほぼ発生しないケースがほとんどです．

高額の診療報酬となる在医総管や施医総管を算定すること，そして在支診・在支病とし

表9-8 在支診と在支診以外の診療所の報酬差額

在医総管	訪問頻度	単一建物の診療患者数	機能強化型在支診・在支病病床あり	在支診・在支病以外	差額
	月2回以上（別に厚生労働大臣が定める状態の患者）	1人	5,400点	3,450点	1,950点

別に厚生労働大臣が定める状態の患者に，月2回以上訪問した場合の機能強化型在支診・在支病病床ありと，在支診・在支病以外の診療所の在医総管診療報酬．その差額はかなり大きい．

て，さらに高い診療報酬を算定することには，それだけ報酬に見合う役割を果たさなければならないということです．2014年度の改定では，在宅医療の不適切事例への措置として，同一建物居住者への在医総管，特医総管が大幅にダウンしました．2016年度の改定ではその懲罰的制度は廃止され，より在宅医療の現場に即したものになったと私は考えています．診療報酬を適切に算定し，重症患者さんであっても自宅で安心して療養できる医療を提供していくべきだと思います．

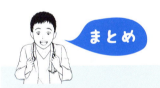

まとめ

2016年度診療報酬改定では，在宅医療を行う医療機関の経営の柱となる管理料が大きく見直されました．

まずは，これまで，特定施設入居時等医学総合管理料（特医総管）と呼ばれ，特定施設に入居している患者について算定できていた管理料が，施設入居時等医学総合管理料（施医総管）と名称が変わり，これまで在医総管を算定していた有料老人ホーム，サービス付き高齢者住宅，認知症高齢者グループホームについても，施医総管を算定することになりました．

次に重症度，訪問診療の頻度，単一建物診療患者数により，算定される点数が9段階に細分化されました．とくに，重症度の高い患者の点数が増額され，月1回の管理料が認められたことで，患者の状態や頻度により，点数にメリハリがつけられました．通院が困難な患者で，比較的落ち着いている患者には，積極的に月1回の管理料を算定していくことが，医療費削減の意味でも患者負担の意味でも求められていくのではないでしょうか．

反対に重症度の高い患者に対しては，高い点数で評価されるようになり，より重症度の高い患者や看取り体制の患者への在宅医療が拡大していくと思われます．

今回の管理料の見直しは，訪問の手間と診察の手間がきちんと評価され，在宅と施設の区分が明確されたという点で，2025年に向けた管理料のあり方と方向性を指し示す重要な改定であったと思います．

コラム 6　在支診・在支病とは

　正式名称は，在宅療養支援診療所と在宅療養支援病院といい，全国で1万4,000ヵ所以上あります．在宅患者が安心して地域で暮らせるよう，地域の医療機関や多職種と連携して24時間体制の在宅医療を提供する診療所や病院で，地方厚生(支)局または厚生局都道府県事務所に届け出る必要があります．

　届け出要件には，24時間体制の在宅医療を提供するための体制の確保や，緊急入院受け入れ先の確保，地方厚生(支)局長に年1回，在宅看取り数などの報告などがあります．

　さらに，地域の核となる在支診・在支病を評価した機能強化型在支診・在支病があり，在宅医療を担当する常勤医が複数いたり，一定数の年間在宅看取り実績や，緊急の往診実績など，届け出要件もさらに厳しいものになります．

　在支診・在支病，機能強化型在支診・在支病は，在医総管・施医総管以外にも，往診の緊急等の加算や在宅ターミナルケア加算などで，一般の診療所よりも高い診療報酬が設定されています．

理念編

第 **10** 話

死に向き合うために
子どもへの告知をどうするか

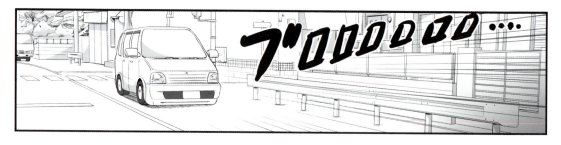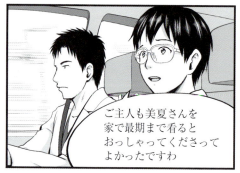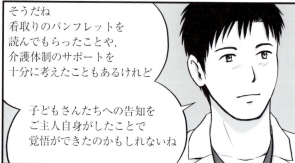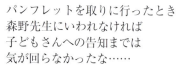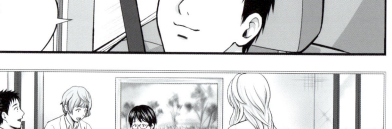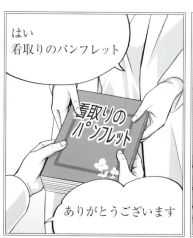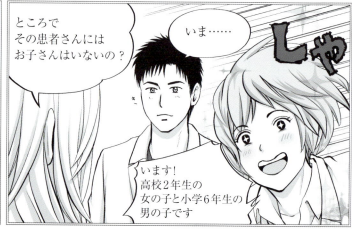

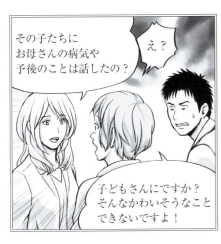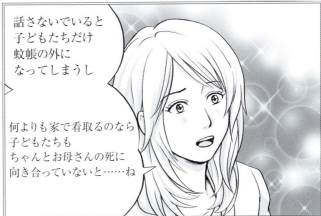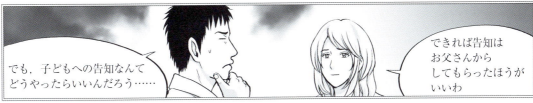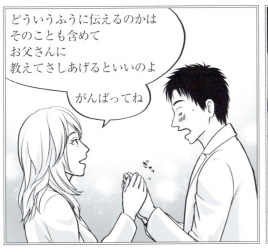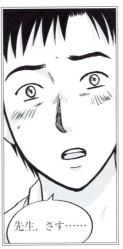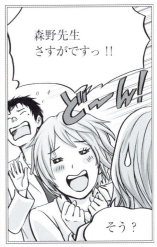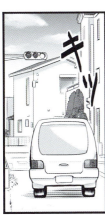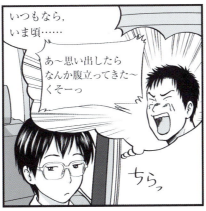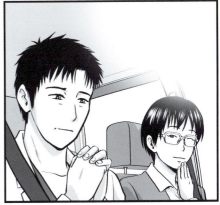

子どもへの告知って必要なのかな

 正解はないけれど，私は，告知をしたほうがよいと思うわ

　在宅患者で最も難しいのは，今回の南先生の患者さんである佐藤美夏さんのように，30～40代の女性で，まだ小さいお子さんがいる末期がん患者さんかもしれないと私自身は感じています．このような患者さんを私も何人か診てきましたが，共通するのは，皆さん「子どものために……この子のために，どんなにつらい思いをしても，1分1秒でも長く生きたい」と考えているということです．

　在宅医療や自宅での看取りを希望される方は，つらい治療を続けて1分1秒でも長く生きるより，自分のやりたいことをやって，楽に過ごしたいと考える方が多いものです．しかし，子どものいる30～40代の女性患者，お母さん方は違います．自宅にいて，できるだけ子どもたちと一緒にいる時間をつくりたい，そして1分1秒でも長く生きたいと切望しているのです．それを理解せず，ほかの在宅患者さんと同じようにケアをしていては，患者さんの思いに十分に応えることはできません．しかし，患者さんのこの強い思いが，逆に在宅療養を難しくするようです．なぜなら，「どんなにつらくても……」と，つらい治療を続けるあまり，苦しくて，自暴自棄になってしまうことが往々にしてあるからです．自暴自棄に陥った母親の姿を子どもにみせるべきなのか，そうでないのか……，そんな問題も出てくるのです．

　親ががん末期で余命も限られている場合，子どもにそのことを伝えるべきなのか，伝えないべきなのか．伝えるとしたらどう伝えたらよいのか．十分な対応ができなかったケースを通して，私なりにわかってきたことがあります．今回は，それらのケースをご紹介しながら，子どもさんへの告知について考えていきたいと思います．

 どんな問題があるのかな

 お母さんならではの苦しみがあるのよ

　もう何年も前の患者さんの話です．44歳のレイコさん（仮名）は，横行結腸がんのターミナルの状態でした．当院の訪問診療が入った頃は，単身赴任をしていたご主人も介護休

暇を取って自宅で介護を始めようとされる時期で，レイコさんのご両親がレイコさんの家に泊まりこんで介護をされていました．レイコさんには，受験を控えた高校生の娘さんと中学生の息子さんがいました．

　レイコさんも，どんなにつらくても子どもたちのために長生きしたいと望まれたのですが，あまりのつらさに「こんなにしんどいなら，今すぐ死んでしまいたい」，「いっそ殺してください」とまで口にするようになってしまったのです．大人であるレイコさんの母親や夫でさえ，「死にたい」と訴えるレイコさんに何をしてあげたらよいのか，戸惑っていました．「しんどい」，「つらい」，「死んでしまいたい」と常に口にする母親に，子どもは何を思うのでしょう．自分の気持ちや感情を素直に表現できない思春期の子どもたちになると，さらに複雑かもしれません．

　私が一番印象に残っているのが，訪問診療時に帰宅した娘さんの姿です．レイコさんはキッチンとひと続きのリビングに介護用ベッドを置き，診療もそこで行っていました．学校から帰ってきた娘さんは，キッチンの冷蔵庫に直行し，冷蔵庫のドアを開けてジュースを取り出して飲みながら，私たちに軽い会釈をして，「苦しい，死にたい」と訴える母親の姿を横目でみていました．娘さんのその行動に，私は唖然としました．「この親子関係のままでよいのだろうか？」とも思ったのですが，残念ながらその頃はまだ，レイコさんがお元気な頃の親子関係がどうだったのかなど，今では当たり前になっている，患者さんの生き方に深くかかわるようなケアはできていなかったのです．

　胸水も溜まり，定期検査に行ってそのまま入院となったにもかかわらず，「やっぱり家に帰りたい！」と突然退院して自宅に帰ってくるほど，自宅で過ごすことに強いこだわりのあったレイコさんですが，最後は緩和ケア病院を希望され，入院後数日でお亡くなりになりました．

　同じ時期の末期がん患者さんで，やはり中学生の息子さんをもつ45歳のシングルマザーのエミさん（仮名）がいました．エミさんは実家に身を寄せて療養をし，母親が主に介護をしていました．まだ幼さが残る息子さんを1人残して逝くことが何よりもつらかったのでしょう．夜間，せん妄のために，普段なら1人ではけっして上がれるはずのない階段を上がって，2階の子ども部屋に行き，息子をおぶって階下の自分のベッドに連れて行こうとしたことがありました．さすがに階下まではおぶって降りれなかったものの，母親が発見したときには，息子を抱いて「かわいい子，かわいい子」とつぶやいていたそうです．

　この息子さんに，お母さんの余命を伝えるべきかどうか，私もその頃は子どもへの告知についてどうあるべきかという具体的な方策をもっていませんでした．ただ，エミさんの主治医だった医師が自身の妻をがんで亡くしており，その経験から子どもたちへの告知や母親の取り乱した姿を子どもにみせることに前向きではありませんでした．

　エミさんはできるだけ自宅にいて，息子さんと一緒にいる時間を少しでも長くしたいと望んでいました．しかし，病気の影響でせん妄が出たり，感情の起伏も激しくなって，「1

人にさせて！」と訪問診療や毎日訪れていた訪問看護を突然休止したりなど，在宅ケアは思うように介入できていませんでした．それでも，エミさんの母親は，エミさんの気持ちを支えたいと考えて必死で介護をしていたのですが，エミさんをポータブルトイレに移乗させる際に一緒に転倒し，腰椎を圧迫骨折してしまい，エミさんは母親に負担をかけるからと自宅での療養をあきらめて，緩和ケア病院に入院し，そこで亡くなりました．

 だったら，子どもに告知をしないほうがよいのでは

 子どもの将来のことも考えてみて

　この2つのケースがほぼ同時期にあり，私は40代の母親の自宅看取りの難しさを痛感しました．子どもへの告知はしないほうがよいのではないかと迷っていたところ，当院の看護師の体験を聞く機会がありました．彼女も小学生の頃に母親を病気で亡くしました．しかし，当時周りの大人は，父親も含めて誰も，彼女に母親の病気のことも，死期が近いことも話さず，彼女も大人たちのそんな雰囲気から，「聞いてはいけないこと」と思って聞けなかったそうです．彼女のなかで，母親の死は記憶から抜け落ちていて，空白になっているとのことでした．

　そして，その影響は，子ども時代だけでなく，大人になった今でも続いているそうです．自分の母親がなぜ亡くなったのかを，今でもまだ父親に聞くことができないというのです．その話を聞いて，子どもの将来のことまで考えて，親の病気や余命のことを告知するのか，しないかを考えなければならないと思いました．大人になったときに，「お母さんが亡くなるとき，自分は何もできなかった」という後悔を少しでも減らせられるなら……，と思ったのです．

　「子どもだから説明してもわからない」，「わざわざつらい思いをさせることはない」と，告知をしないでいると，子どもは逆に，病気の親の姿や周囲の大人の言動から，子どもなりにいろいろと想像して1人で思い悩むのではないでしょうか．

　当院の看護師の体験，そして十分にケアできなかったレイコさんとエミさんの経験をとおして，子どもへの告知の方法を私なりにつくり上げることができました．まず，伝える役目は医師よりも親のほうがよいと思います．そして，次の3つのポイント（**表10-1**）を親から伝えるようにしてもらってはどうでしょう．

　この3つのポイントを踏まえて，父親から小学3年生の息子さんにお母さんの病気や余命のことを伝えてもらったケースがあります．それが第7話（p.81）でご紹介したさゆりさん（49歳）です．

　在宅医療を導入しても，診察を受けている姿を子どもにみせたくないといっていたさゆ

表10-1　子どもに親から症状や余命を告知する際の3つのポイント

①お母さん（お父さん）は，これまで一生懸命に治療をがんばってきたけれど，もう治らない病気であること
②お母さん（お父さん）は，限られた命であること
③だから，亡くなるまでいろいろなお話をして，いい時間をつくろう

りさんが，余命を含めた告知をきっかけに認識を変え，自分に残された時間は息子さん（9歳）のために使いたい，診察される姿も息子にみせたいとおっしゃったのです．患者さん本人とご家族に告知をするときに，息子さんへの告知についても話し合いました．

さゆりさんの夫は，息子には余命も含めて伝えたほうがよいのではないかと考えていましたが，告知をされた時には大人の自分でも茫然自失となり，眠れなかったくらいなので，息子が受けるショックを思うといわないほうがよいのではないか……と悩んでいました．さゆりさんも，息子さんがショックのあまり，学校に行かなくなるのがこわいと躊躇していました．しかし，何も知らずにいて，母親が最期に意識を失ってから何も話せないというのもかわいそうだから……ということで，息子さんにも告知をすることになったのです．ご主人には，先の3つのポイントを説明し，話してもらうようにしました．

お父さんから話を聞いた息子さんは泣いたそうですが，それを受け入れ，学校を休むこともありませんでした．以前と変わることなく，下校後は自宅に友達を大勢呼んで賑やかに遊ぶこともしていましたし，訪問診療時に母親に甘えて，母親のベッドに潜り込むこともありました．また，「家族みんなの手形」を記念に残すことやお母さんのメッセージを入れたタイムカプセルづくりなどの思い出づくりにも，積極的にかかわっていました．そして，さゆりさんは自宅で家族や親戚に見守られるなか，息を引き取りました．息子さんは葬儀のときに涙をみせることもありましたが，弔問客にきちんとあいさつをするなど，気丈に振る舞っていました．

息子さんに告知をしたことがよかったのかどうか，それは息子さんが長い人生のなかで判断することで，私たちにその是非を決める権利はありません．ただ，十分な対応ができなかったレイコさんやエミさんから教えられ，これが最善だろうと思える支援とケアをしたつもりです．

しかし，この3つのポイントが正解というわけではなく，子どもの年齢や家庭環境によってもポイントは変わります．状況によってはアレンジも必要でしょう．子どもが思春期だと，自分でも気持ちをどう表現すればよいのかわからないこともあります．親の死に向き合っていないようにみえて，実は大きく心を揺さぶられているかもしれないのです．

先ほど紹介したレイコさんの娘さんも，そうなのだと思います．彼女はその後，難関大学の看護科に合格し，現在看護師を目指しているとの噂を耳にしました．母親の病気の影響があったのか知るよしもありませんが，子どもは必ず成長していきます．

今の私なら，症状をとるために緩和ケアを十分に行ったり，患者さんやご家族の不安を軽減させるために多方面から支援を行って，自宅で看取ることができるかもしれません．

表10-2 患者さん，ご家族のケアで大切にしたいこと

> 患者さん・ご家族の気持ちは揺れてあたりまえ
> そんな患者さんやご家族の
> 揺れる気持ちに寄り添うことが大切
> →結果ではなく，経過を大切にする
>
> ご家族が後から「あれでよかったのだろうか？」と思ったときに，「あんなに一緒に悩んで出した答えだから，よかったんですよ」といってあげられるように……

しかし，自宅で看取ることがよいのか，最期の姿をみせないために入院したほうがよいのか，最終的には何が正解かはわかりません．患者さんやご家族の気持ちが揺れ動いたら，その気持ちに寄り添っていくしかないと思います．一緒に悩み，一緒に考える．ご家族が出した答えに「あれでよかったのか？」と後から後悔したときには，「あんなに一緒に悩んで出した答えだから，よかったんですよ」といってあげるしか方法はないのではないかと思います（**表10-2**）．

子どもへの告知は，両親の場合だけ？

祖父母の場合でも支援は必要だと思うわ

　祖父母を看取る場合でも，お孫さんたちにしっかりと状況伝えることで，子どもたちの気持ちや態度が違ってきます．

　ある男性患者さんの予命が数日となった頃，県外に暮らす娘さんやお孫さんたちも患者さんのもとに帰ってきていました．しかし，せっかく帰ってきたにもかかわらず，小学生のお孫さんたちは，とくにお祖父さんのために何をするでもなく，久しぶりに会った従兄弟同士でゲームばかりしていました．みかねた私は，お孫さんたちに「そこに座りなさい」といって，正座をさせ，お互いに膝を突き合わせて，お祖父さんが置かれている状態について話をしました．話をしていてわかったのですが，お孫さんたちは何も好きでゲームばかりしていたのではなく，祖父の家には呼ばれたものの蚊帳の外状態で，お祖父さんに何をしてあげたらよいのかわからなかったようなのです．

　翌日，診療にうかがうと，患者さんの枕元には「じいじ，ファイト！」と黄色いペンで大きく書かれた画用紙が貼ってありました．お孫さんたちからのメッセージでした．そして，お孫さんたちもベッドの近くで，お祖父さんに寄り添うようになっていました．

　まだ若い親が亡くなる場合だけでなく，孫が祖父母を見送るという家族の歴史としてあ

たりまえの過程であっても，小さな子どもに伝えるのは酷だと詳細を伏せられることがあるようです．死に向き合うことはつらいことですが，死をタブー視すると，そのことには触れてはならないものになってしまいます．しかし，子どもは子どもなりに，旅立つ親や祖父母に何かをしたいと思っているはずです．後から，「あのとき，何もしてあげられなかった」と後悔させないためにも，子どもさんがしっかりと親や祖父母の死に向き合えるよう，周りの大人が支援することが大切だと思います．

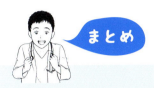

　親ががんになった時に子どもにどう告知するかという非常に重いテーマでした．私自身，これまで数々の失敗を繰り返し，本当にこれでよかったのかと自問自答しながら，手探りでよりよい方法を考えてきました．

　今回は，皆さんに考えていただくために，私自身のうまくかかわれなかったケースも含めて，あえて提示させていただきました．仮に，うまくかかわれたと私たちが思えたケースでも，子どもさんの長い人生のなかで，その瞬間がどのような影響を与えていくのかは，わかりません．それが，このテーマの難しいところです．

　でも，私が1つはっきりといえることは，「死」は誰にでも平等に，必ず訪れるものであり，「死」を避けてかかわっても解決にはならないということです．人が生まれ，生き，そして，死にゆくことは，人類がこれまで，そして，これから永劫に繰り返していく自然の摂理であり，人が死にゆく様を子どもさんもしっかりと向き合うことで，命のバトンが受け継がれていくのではないかと思います．

　私たち自身も一人ひとりの患者さんにかかわらせていただくことで，私たち自身の生き方を教えられているような気がします．両親や祖父母の生き様に向き合うことで，子どもさんたちは，また自らの生き様や生きる意味について考え学んでいくでしょう．私たちが，患者さんの生活の場所である在宅というフィールドで医療を行うとき，子どもさんは大切なピースであり，けっしてそのピースを外すことなく，一緒に巻き込んで向き合っていきたいものです．

システム編

第11話

寄り添う医療を どうシステム化するか

Doingの医療とBeingの医療

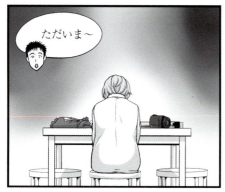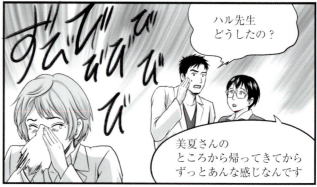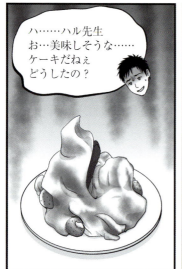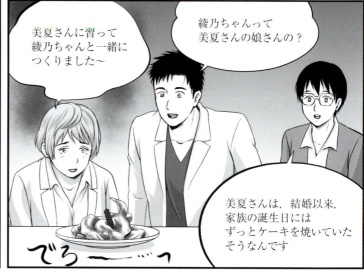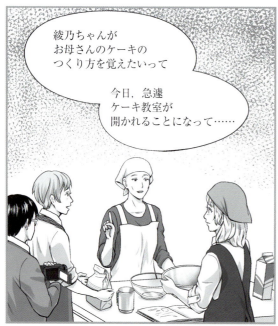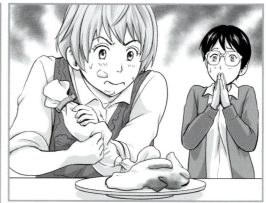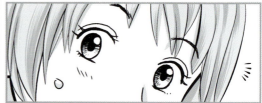

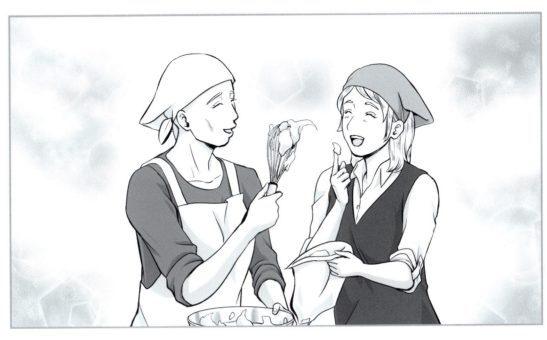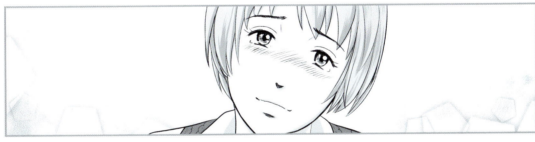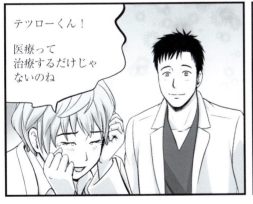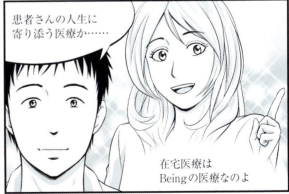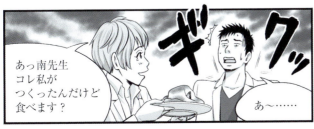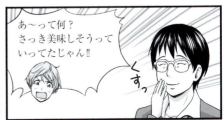

Beingの医療って，どういうこと？

 患者さんに寄り添う医療ということよ

　私は講演会などで「在宅医療とは，どういう医療なのか」とお話しするときに，「Doingの医療とBeingの医療」という表現で説明しています（図11-1）．

　Doingの医療とは，治し，施す医療のことです．急性期医療，とりわけ救命救急はその最たるものだと考えています．患者さんの命を救うために治療を行い，投薬をする．患者さんの怪我や病気を治すことが最優先で，時間との戦いになります．一刻を争う治療では，患者さんの価値観や生き方を確認する時間すらないでしょう．そして，患者さんの命を救うためには，ときには冷徹さも必要になり，観察者として患者さんを見守る立場でなければならないのです．

　日本の現代医療は，治すことを目的に目覚ましい発展を遂げました．まさにDoingの医療です．しかし，治らない病気や障害を抱えた患者さん，老衰で介護が必要になった人に対しても，治し，施すDoingの医療でよいのだろうか？　そう考えたときに，Doingの対極であるBeingの医療の必要性がみえてくるのではないでしょうか．Beingの医療とは，患者さんを支え，患者さんに寄り添う医療．これこそが，在宅医療ではないかと私は考えているのです．

　病気や老化は治せなくても，痛みを取り除いて，体を楽にすることはできます．患者さんは体が楽になると，必ず「あれが食べたい」，「あそこに行きたい」と，いろいろな意欲が湧いてきます．そのような希望が出てきたときには，多職種で連携して，その希望をかなえていくのです．それが在宅医療の醍醐味であり，在宅医療でしかできない患者ケアではないかと考えています．

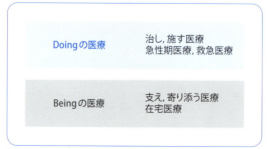

図11-1　医療にはDoingとBeingがある

Beingの医療は，どうすれば実現するのかな？

まずは「ダメ」といわない医療従事者になることよ

　では，Beingの医療をどうやって実現するのか――それにはまず，患者の希望や要望に対して「ムリ」，「ダメ」，「できない」ではなく，「いいですよ」と応える主治医や医療従事者であることが大切です（図11-2）．

　しかし，これが意外と難しいのです．医療従事者は常にリスクを考え，そのリスクを回避することを優先する考え方が身についてしまっています．そのため，「○○してはいけません」，「○○はダメです」と，個々の患者さんの状況をあまり深く考えることなくいってしまいがちです．

　たとえば，治せない病気や老衰で，残された時間が限られている人が「大好きなビールが飲みたい」といった場合，どう対応しますか？「誤嚥の危険性があるからダメです」と誤嚥のリスクを避ける医療を優先しますか？ たしかに急性期医療では患者の命を救うために，リスクを避けることが最重要な場合があります．しかし，どの患者にも同じ対応でよいのでしょうか．残された時間が限られているこの患者さんの場合なら，禁止するよりも限られた時間で，やりたいことを体に負担をかけることなく「どうやって実現するのか」を考えるほうが，より重要だと私は思います．

　患者さんの「○○がしたい」を察知したら，「ダメです」とまず否定から入るのではなく，「いいですよ」と応え，かなえるための最善の努力をすることが患者さんを支える医療であり，Beingの医療なのだと私は考えています．「ダメ！」ではなく，「これでいいのだ！」と患者の意思を肯定すること，当院の職員にはそんな風に説明しています．

　そして，「患者さんの生き方に寄り添う，生き方を大切にする」という考え方には，患者さんの信仰を尊重することも含まれます．患者さんのなかには，宗教上の理由で医療用麻

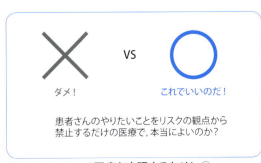

図11-2　Beingの医療を実現するために①

薬や痛み止めを使いたくないという人もいます．ならば，使用を強要しないことが，その患者さんの生き方に寄り添うことになると私は考えています．痛みを軽減する方法があるにもかかわらず，激痛に耐える患者さんの姿をみることは，医師としては忍びないことです．そんなときであっても，強要はしない．薬で痛みを緩和する方法をその都度，何度も説明しますが，標準的な正しい治療法であったとしても，患者さんがそれを望まないのであれば，けっして強要はしないという姿勢も，時には必要なのです．

多職種のチームづくりも必要ですね

丁寧なカンファレンスで，理念と方針を統一していくのよ

　そして，もちろんBeingの医療は医師1人だけでは実現できません．ケアマネジャーや訪問看護師，理学療法士などのリハビリテーションスタッフ，訪問ヘルパーなど，多くの専門職が1つのチームになって患者さんにかかわる必要があります（図11-3）．

　在宅の患者さんには多くの専門職がかかわっていますが，それぞれがバラバラにかかわるのではなく，「チーム」になることが肝要です．チームになるには，理念や方針，そして情報を共有する必要があります．病院と違い，在宅医療の場合，他職種は他事業所に所属ということがほとんどです．当院の場合，訪問看護ステーションをはじめ居宅介護支援事業所，訪問介護事業所が当法人内にあるため，朝の全体ミーティングやkintoneという情報共有アプリを利用して，情報の共有や理念と方針の統一が図れますが，当院の患者さんすべてがそうではありません．むしろ，他事業所がかかわっている患者さんのほうが多いくらいです．

　そのような場合には，カンファレンスを大切にします．患者さんに身体上，療養上の課題が出てきたときに，すみやかにカンファレンスを開催するのです．

　カンファレンスを通して，地域のなかの事業所スタッフとも共感しあえる関係ができていきます．さまざまな症例を通して，地域の事業所スタッフも，在宅患者さんをどんな風にみていけるのかイメージができるようになり，引き出しが少しずつ増えていきます．そ

他事業所，多職種チームでの
「治療とケアの方針の統一」は
丁寧なカンファレンスで可能になる！

図11-3　Beingの医療を実現するために②

うやって考え方や方針が同じような親しい事業所が増えたら，そこだけと連携するのではなく，新しい事業所の人を引き入れていき，信頼できる地域の仲間を増やしていきます．

　カンファレンスには，患者さんやご家族まで参加する場合もあれば，ご家族とかかわっているスタッフ，またはかかわっているスタッフのみの参加と，大まかに3つのタイプに分かれます．ご家族がいない場合，親戚や民生委員に参加してもらうこともあります．
　今回は，ご本人とご家族に知的・精神障害があり，介護や患者の意思決定が困難な症例を，毎月のようにカンファレンスを開き，多職種で方針を統一しながら看取りまで行ったケースを紹介します．

　乳がん末期の59歳のたか子さん（仮名）は知的障害があり，ご家族は同居の弟さんだけ．しかも，弟さんは統合失調症を患っているため，たか子さんの介護はできません．たか子さんは人見知りが激しく，また男性医師に患部を診られることを嫌がっているため，急性期病院での検査や入院も困難でした．
　当院に紹介された時点で，予後は3ヵ月．すぐに，たか子さんをこれからどう介護していくのか，そして，「どこで」，「誰が」，「どう」看取るのかという課題が浮上しました．初回のカンファレンスは，初診2週間後．たか子さん担当の知的障害者相談員，訪問看護師，訪問薬剤師といった他事業所のスタッフのほかに，たか子さんとは疎遠になっているものの，たか子さん姉弟の財産を管理している親族にも参加してもらって，今後どのように診療や介護サポートをしていくのかを話し合いました．
　これを皮切りに，CTの受診結果をたか子さんに伝えるべきか，伝えないべきか，伝えるなら，どう伝えるのかなどについても多職種カンファレンスで話し合いをもったり，症例検討の新たな手法を用いて，参加者をさらに拡大してカンファレンスを開きました．この時のテーマは，「患者本人は病気の受け入れができない状況のなかで，チームがどうかかわっていくのか検討したい」，そして，「姉弟2人の生活ができなくなったとき，それぞれの生活をどうしていくのか」でした．
　このカンファレンスでは，たか子さんにかかわる訪問看護ステーションの看護師と知的障害者相談員，訪問薬剤師など，現在かかわっている専門職のほかに，たか子さんが通っていた福祉作業所のスタッフや今後かかわりをもつ予定の当法人の理学療法士や作業療法士まで，内外から多数のスタッフが参加してくれました．
　この拡大カンファレンスには，たか子さんに全くかかわっていない他事業所の訪問看護ステーションやケアマネジャーも参加しました．このカンファレンスを通じて，たか子さんのような困難症例を在宅でどうみていくのかという具体例を知ってほしかったからです．
　話し合われた内容も，たか子さんがお元気な頃からの様子や，生活，趣味に始まり，今の病状や予後，現在の課題など多岐にわたりました．全員でたか子さんの情報を共有し，そして，たか子さんに残された時間を認識したうえで，今，自分たちはたか子さんに何を

システム編　第11話　寄り添う医療をどうシステム化するか

してあげられるのか？といった深いテーマについても，話しが及びました．

このカンファレンスでは，次の３つについて，多職種間で意思統一が図れました．①自宅での看取りは難しいため，訪問診療で信頼関係を築いた医師や看護師がケアに当たれる当院の病床で最期は過ごしてもらったほうがよいのではということ．②たか子さんの残された時間はたか子さんが望むことを支援していくこと．そして③統合失調症の弟さんのケアについてです．

③は，当院の主治医が弟さんの主治医に連絡をとって，姉であるたか子さんの状況を伝え，訪問看護などのサービスを手厚くしてもらうよう相談することになりました．しかし，①と②に関しては，たか子さん自身が納得しなければ，勝手には進められません．誰がたか子さんに話をし，進めていけばよいのか？そんなことまで打ち合わせはなされました．

「誰が話をするとよいのか？」とは，たか子さんは誰を一番信頼しているのか？ということです．満場一致で選ばれたのは，訪問薬剤師のＴ先生でした．Ｔ先生は，訪問薬剤指導の際に，たか子さんや弟さんの話を時間をかけて聞いたり，仕事以外の時間も訪問したり，電話で様子をうかがったりしていて，たか子さんはＴ先生のことを姉のように慕っていたのです．

これこそが，多職種チームのよさです．チームのなかには，誰か１人は患者さんにうまくアプローチできる人がいるものです．その人を通じて，困難な課題も突破していくことができます．

その後もカンファレンスは２回開かれ，当院がかかわった４ヵ月半で結局５回のカンファレンスを開催しました．

たか子さんは最期の時間を当院の病床で，長くかかわってきた相談員や作業所のスタッフの訪問を受け，そして，訪問薬剤師のＴ先生と主治医，在宅のスタッフに見守られながら，穏やかに旅立ちました．

患者さんのやりたいことをかなえる時間がなくて……

ケアプランに組み込むという方法もあるのよ

先述では，患者さんの希望や要望に対して「ムリ」，「ダメ」，「できない」といわないとお伝えしましたが，実はその前段階である，「患者さんの希望や要望を聞き出す」ということが難しいことがあります．初対面でいきなり「今，やりたいことはありますか？」と聞かれても，患者さんは思いつかなかったり，やりたいことがあったとしてもいいたくないということもあります．

そこをうまく聞き出すこと自体が，寄り添うBeingの医療だともいえます．手前味噌ではありますが，当院のリハビリテーションスタッフはとくにその能力が優れているのか，患者さんの密かな願望を聞き出しては，訪問リハビリの時間にそれをかなえ，患者さんの気力や身体機能を引き出しています．

　84歳の一夫さん（仮名）は，脊柱管狭窄症のために両下肢に力が入らず，それをかばうために体幹や上肢にもこわばりが出て，上肢の動きも悪くなっていました．この夏の暑さで食欲も減退し，食事もあまり食べていませんでした．

　一夫さんの部屋で旅行雑誌をみつけた作業療法士は，その雑誌を会話のきっかけにと一夫さんと一緒にみていたところ，美味しそうなうなぎの蒲焼きが載っていたページで手が止まりました．一夫さんが発した「うなぎが好き」という言葉をキャッチしたスタッフは，すかさず「うなぎパーティーをしませんか？」と提案しました．食欲のなかった一夫さんですが，「それならば，昔よく行っていたあの店のうなぎが食べたい！」とリクエストをされたのです．

　うなぎパーティーの当日，普段はリハビリにあまり積極的でない一夫さんが，車椅子に乗り玄関で作業療法士の到着を今か今かと待っていました．そして，どうせなら屋外で食べようと，庭で食べることになりました．普段は食が進まないという一夫さんですが，久しぶりにみせた満面の笑みで「やっぱり，うなぎはうまいの〜！」と大好物のうなぎを完食されたそうです．

　人は誰でも，やりたいことができたとなると，気力も湧いてくるものです．一夫さんはうなぎを食べた後，自室に帰るときに「しんどいな」といいながらも自ら手を出し，作業療法士に手を引くように催促し，歩き出したのです．普段のリハビリでは，けっしてみられない行動だったそうです．

　患者さんの部屋にいつもはない旅行雑誌を目ざとくみつけ，それを会話のきっかけにするだけでなく，その会話のなかから患者さんの嗜好をキャッチして身体活動に活かしました．

　患者さんが諦め，忘れてしまっている『やりたいこと』を，かかわりのなかからみつけ出し，そのやりたいことをどう実現するのかという過程や，実現すること自体で，患者さんの生きる意欲を引き出す活動を，当法人のリハビリチームは「Dream Activity Project」＝DAPと名づけ，多職種を巻き込んで行っています．

　これらの活動はケアプランのなかで行われています．リハビリや訪問看護を，ただ決められたプラン内容を計画どおりに行うこと，機能訓練や看護を施すことと考えていては，このようなケアは生まれないと思います．

　患者さんが今までどのように生きてきたのか，そしてこれからどのように生きていくのかというところまで考える，患者さんの生き方に寄り添った医療を，と一人ひとりのスタッフが考えるからこそ可能になるのです．

そんな理想的な仕事って本当にできるのかな？

 スタッフが本来もっているよさを引き出すシステムが必要ね

　では，職員一人ひとりがどうすれば自律的に動き，Beingの医療を行うようになるのでしょう．理念の共有も大切ですし，それと同じように大切なのがシステム，「職員が疲弊しないシステムづくり」です（図11-4）．

　医療従事者や介護職員になろうという人は，もともと人の役に立ちたいという気持ちが強い人です．しかし，日々の仕事量が多くて疲弊してしまうと，そんな気持ちも湧いてきません．

　私が法人を運営するに当たって，最も大切にしているのは，職員が気持ちよく働けるということです．そのために職場環境を整え，福利厚生を手厚くし，人材教育にも力を注いできたつもりです．職員の職場満足度が上がると，職員は高い人間性を示すようになり，結果として質の高いサービスが提供できるようになるといわれています．質の高いサービスが提供できることは，法人にとっても幸せなことです．

　それは，サービスを受ける患者さんにとっても幸せなことだと思います．そして，幸せな患者さんの姿を目の当たりにする職員は，さらに仕事にやりがいを覚えます．職員の満足は，組織の満足となり，それが患者さんの満足につながって，その満足がまた職員を満足させる．「満足」と「しあわせ」は，そんな風に職員や法人，患者さんの間を循環するものだと私は考えています．

　私が医者になった頃は，Doingの医療の真っ只中で，上級医の先生に「患者が亡くなっても，ご家族の前で泣いてはいけない．ご家族が一番つらいのだから」と教えられましたが，今，私は職員に「悲しいなら，泣いていいよ」といっています．医療従事者という立場を超えて，1人の人間として接した人の死を悼み，涙を流すことは，隠すことではないと思います．そんなBeingの医療をさらに深化させながら，これからも提供していきたいと願っています．

職員が本来もっているよさを引き出すには？

職員を疲弊させないシステムづくりが大切！
職員の職場満足度が上がると，職員は高い人間性を示すようになり，結果として質の高いサービスが提供できるようになる

図11-4　Beingの医療を実現するために③

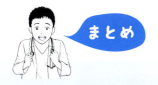
まとめ

「寄り添う医療」と「システム化」という，一見相容れないような言葉を結びつけた今回のテーマです．そもそも「医療」というものは，患者さんのためのものだと思います．「Doingの医療」も「Beingの医療」も本来の目的は同じはずですが，アプローチの仕方が違います．「Doingの医療」は患者を病気の対象として，検査や治療の対象としてみていきます．そこには，どうしても病気を客観的にみていく姿勢が求められます．反対に，「Beingの医療」は，治せない病や老化，障害に向き合っていく医療ですから，病気そのものに向き合うよりも楽にすることやともに歩むことなど「支える医療」を行っていく医療です．その患者さん本人の立場に立って，医療従事者は患者さんの伴走者であり，人として一緒に歩む存在です．同じ目的でも見方や立場を変えるとみえてくる世界が全く変わってきます．そのような医療の変革が今，多死社会を迎え，求められているのではないでしょうか．そして，「寄り添う医療」は，人の「気持ち」の部分が大切になってくるので，システム化するのは難しいのですが，システム化を行うには，本来医療従事者がもっている患者さんに対する優しい気持ちを引き出す職場づくり，疲弊しないシステムづくりが大切ではないかと私は思います．疲弊しないシステムをつくり，職員皆が患者さんやご家族が喜んで，満足することを皆で協力してやろうという職場づくりができれば，患者さんに「寄り添う医療」は自ずと提供できるようになるのではないかと私は思うのです．

制度の知識編

第12話

終末期のがん患者に手厚い在宅ケアを

在宅がん医療総合診療料と看取りに関する制度

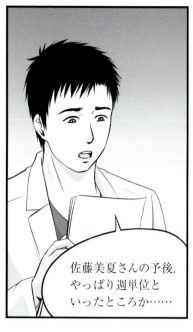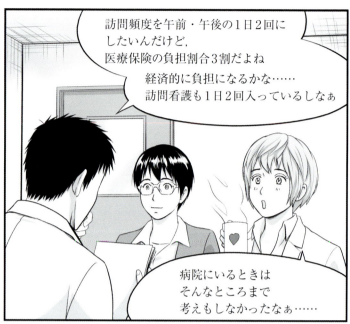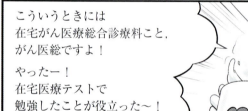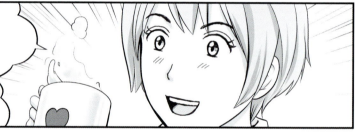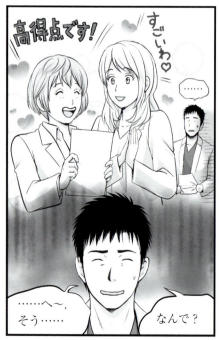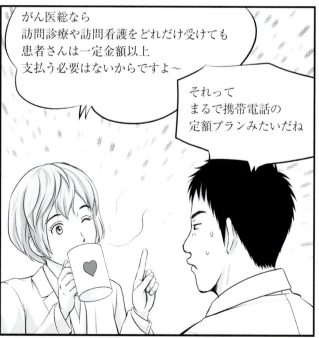

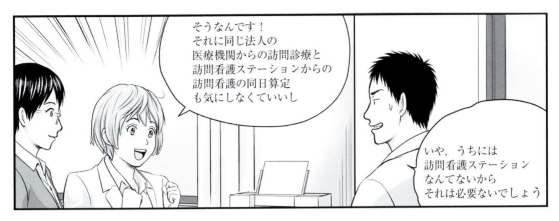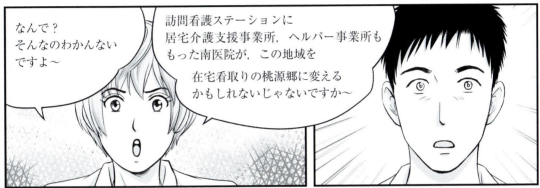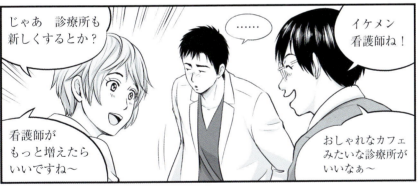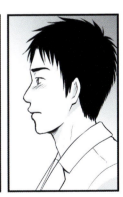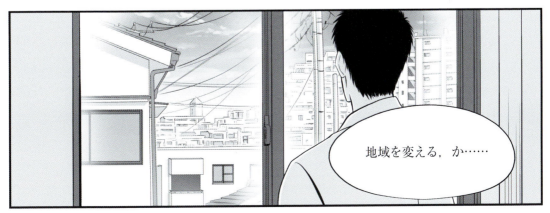

末期がん患者さんだけに適用できる制度があるんですね

そうなの．手厚いケアができるように……ね

　自宅で療養されている末期の悪性腫瘍の患者さんに対してだけ適用できる診療報酬があります．それが「がん医総」こと，「在宅がん医療総合診療料」で，訪問診療と訪問看護の費用を包括した，いわゆる「丸め」の点数です．

　冒頭のマンガの佐藤美夏さんのように終末期ともなると，診療も看護も毎日のように訪問することがあります．医療費の自己負担が1割の後期高齢者ならば，まだ費用負担も少なくて済みますが，70歳未満の患者だと医療費の自己負担は3割になります．診療や看護の頻度が増えることで費用がかさむことを心配する患者さんやご家族の経済的・精神的負担を少しでも軽減するためにも，このがん医総を活用されてはどうでしょうか．そして，マンガのなかでハル先生がいっているように，がん医総を算定すれば訪問診療と訪問看護の費用が包括されるので，医療機関と同法人，または特別の関係にある訪問看護ステーションからの訪問看護の同日算定の可否を気にすることなく訪問プランを立てることができます．

　ただし，このがん医総は，どんな医療機関でも算定できるものではありません．在宅療養支援診療所（在支診），在宅療養支援病院（在支病）が，計画的な医療管理のもとに総合的な医療を提供した場合にのみ算定できます（**表12-1**）．また，訪問診療および訪問看護により24時間対応できる体制を確保し，在支診・在支病の連絡担当者の氏名，連絡先電話番号，担当日，緊急時の注意事項などを文書により提供していることなども必要です．

　診療報酬は，在支診や在支病のなかでも，①病床を有する機能強化型，②病床のない

表12-1　在宅がん医療総合診療料

		点数[*]
1	機能強化型在支診・在支病（病床あり）	
	イ　院外処方せんを交付する場合	1,800点
	ロ　院外処方せんを交付しない場合	2,000点
2	機能強化型在支診・在支病（病床なし）	
	イ　院外処方せんを交付する場合	1,650点
	ロ　院外処方せんを交付しない場合	1,850点
3	在支診・在支病	
	イ　院外処方せんを交付する場合	1,495点
	ロ　院外処方せんを交付しない場合	1,685点

＊：点数は1日当たり．1週間単位で算定する．

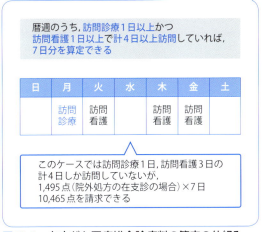

図 12-1 在宅がん医療総合診療料の算定の仕組み

機能強化型、③一般の在支診・在支病の3つの分類で1日当たりの点数が設定されていて、暦週（日曜～土曜）の1週単位で算定します。在宅時医学総合管理料や在宅療養指導管理材料加算、追加の訪問診療や訪問看護などの費用は包括されて、別に算定はできませんが、たとえば週4日訪問した場合であっても、算定基準を満たせば7日分の算定ができます（図12-1）。

▼ 対象患者と居住場所について

対象患者となるのは、在宅で療養を行っている通院困難な末期の悪性腫瘍患者です。自宅以外では、小規模多機能型居宅介護、看護小規模多機能型居宅介護、特定施設以外のサービス付き高齢者住宅・有料老人ホーム、グループホームの入居者であれば対象になります（表12-2）。医師、看護師などの配置が義務づけられている施設に入所している患者は対象になりません。

なお小規模多機能型居宅介護、看護小規模多機能型居宅介護事業所の宿泊患者では、サービス利用前30日以内に訪問診療料などを算定した医師に限り、サービス利用開始後30日まで訪問診療が可能なので注意してください。

▼ 算定で気をつけたいポイント

- 地方厚生局などに届け出た在支診・在支病が算定できます。
- ①訪問診療回数が週1回以上、②訪問看護回数が週1回以上、③訪問診療と訪問看護の合計日数が週4日以上のすべてを満たすことが算定の要件です（図12-1）。
- 連携する訪問看護ステーションの訪問回数も訪問看護の回数としてカウントできます（図12-1）。
- ただし、訪問診療と訪問看護を同一日に実施した場合は1日と換算します（図12-2）。

表12-2 在宅がん医療総合診療料が算定できる場所

患者の居住場所	がん医総の算定可否
自宅	可
小規模多機能型居宅介護 看護小規模多機能型居宅介護	可*
サービス付き高齢者向け住宅 有料老人ホーム(特定施設以外)	可
グループホーム	可
サービス付き高齢者向け住宅 有料老人ホーム(特定施設)	不可
特別養護老人ホーム	不可
ショートステイ(短期入所生活介護)	不可
デイサービス	不可

＊：宿泊日のみ算定可. サービス利用前30日以内に訪問診療料などを算定した医師に限り, サービス利用開始後30日まで訪問診療が可能.

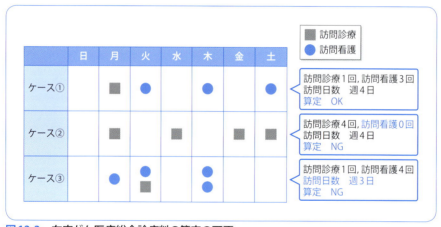

図12-2 在宅がん医療総合診療料の算定の可否

- 暦週のうち, たとえば4日間で算定要件を満たし, 合計4日間しか訪問診療と訪問看護を行わなかった場合においても, 1週間(7日)分算定できます(図12-1, 2).
- がん医総を算定できるのは, 医療機関のみであるため, 連携医療機関または連携する訪問看護ステーションが行った訪問看護の費用は在宅がん医療総合診療料に含まれ, 別に算定できないので話し合いによって配分をする必要があります.
- 1週のうちに在宅医療と入院医療が混在した場合は算定できません. ただし, がん医総を算定している患者が, 有床の当該在支診(在支病)に一時的に入院した際に, 入院日も含めた1週間について, ①訪問診療または訪問看護が計週4日以上, ②訪問診療が週1回以上, ③訪問看護が週1回以上の要件を満たす場合は, がん医総を算定できます. しかし, この場合は, 入院医療に関連する費用は別に算定できません.

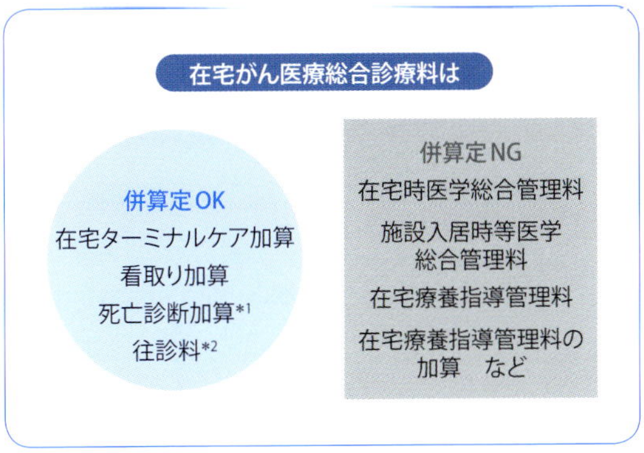

図12-3 在宅がん医療総合診療料の併算定の可否

＊1：死亡診断加算と看取り加算は併算定できません．
＊2：週3日以上の訪問診療を行った場合であって，訪問診療を行わない日に患家の求めに応じて緊急に往診を行った場合の往診は，週2回まで算定可．

- 在宅療養指導管理料については，がん医総を算定する前であれば同一月でも算定できますが，がん医総の算定開始後は出来高で請求する週が混在しても算定はできません．訪問看護指示料については，がん医総の算定開始後であっても出来高請求する週であれば算定できます．

別に算定可能・不可能な加算など

がん医総には，以下のように別に算定可能な診療報酬や加算があります．

❶往診料

週3日以上の訪問診療を実施した場合であって，訪問診療を行わない日に，患家の求めに応じて緊急に往診を行った場合の往診料は算定できます．この場合，緊急往診加算，夜間・休日加算，深夜加算および診療時間加算も算定できますが，週2回が限度です．

❷在宅患者訪問診療料の在宅ターミアルケア加算と看取り加算

在宅ターミナルケア加算を算定する場合には，在宅患者訪問看護・指導料の在宅ターミナルケア加算，同一建物居住者訪問看護・指導料の同一建物居住者ターミナルケア加算は別に算定できません（図12-3）．

❸死亡診断加算

ただし，在宅患者訪問診療料の看取り加算を算定する場合には，死亡診断加算は算定できません．

「がん医総」は医療機関の判断で算定していいの？

事前に患者さんや訪問看護ステーションに説明したほうがいいと思うわ

　当院では，訪問診療や訪問看護の出来高での算定から，このがん医総に切り替える場合は，患者さんやご家族に事前に説明を行い，同意を得てから行うようにしています．そうでないと，患者さんや家族は，頻回になった訪問診療や訪問看護の費用のことを心配されたり，1本化された請求によって訪問看護ステーションからの訪問看護費の請求がなくなったり，がん医総を算定する医療機関からの請求費用が急に増えたりすることを不審に思われるからです．

　そして，患者さんが他事業所の訪問看護ステーションを利用されている場合は，事前に訪問看護ステーションと費用の按分や請求・支払い方法について話し合う必要もあります．当院の場合は，訪問看護ステーションが訪問した費用は，レセプト通りに当院に請求してもらい当院から訪問看護ステーションに支払うようにしています．

　自宅での看取りの場合，最後の1週間は訪問診療も訪問看護も毎日訪問することが多く，良心的な訪問看護ステーションであれば1日2，3回訪問することもあります．また，がん医総は，在宅療養指導管理料など，そのほかの管理料や加算などを併算定できません．たとえば，酸素療法を行ったとしても，在宅酸素療法指導管理料はおろか，酸素濃縮装置加算すら算定できず，同日に訪問診療と訪問看護を行うと出来高算定の場合に比べて減収になってしまいます．がん医総を利用するのか，出来高で算定するのかは，このような点にも考慮する必要もあります．

自宅で看取りを行った場合の診療報酬は？

在宅患者訪問診療料に加算があるわ

　ここでは，在宅ターミナルケア加算や看取り加算など，自宅で看取りを行った場合の診療報酬について説明します（**表12-3**）．がん，非がんにかかわらず，終末期に提供する死を迎えるまでに行った手厚いケアに対する診療報酬です．

　在宅医療のターミナルケアを評価した診療報酬には，在宅患者訪問診療料の加算として，

表12-3 ターミナルケアに関する報酬（在宅患者訪問診療料の加算）

	在支診 在支病以外	在支診・在支病			機能強化型在支診・在支病	
		実績加算なし	実績加算2[*1]	実績加算1[*1]	病床なし[*2]	病床あり[*2]
在宅ターミナルケア加算	3,000点	4,000点	4,500点	4,750点	5,000点 (6,000点)	6,000点 (7,000点)
看取り加算	3,000点	3,000点	3,000点	3,000点	3,000点	3,000点
死亡診断加算	200点	200点	200点	200点	200点	200点

[*1]：在宅療養実績加算1・2を算定した場合の点数．
[*2]：（ ）内は在宅緩和ケア充実診療所・病院加算を算定した場合の点数．

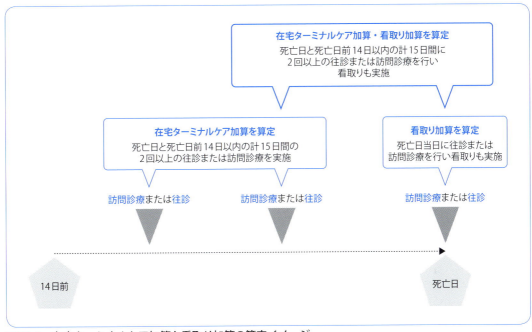

図12-4 在宅ターミナルケア加算と看取り加算の算定イメージ

「在宅ターミナルケア加算」があります．訪問看護にも同様に在宅患者訪問看護・指導料に在宅ターミナルケア加算が設定されています．がん医総を算定している場合，在宅患者訪問診療料の在宅ターミナルケア加算を算定すると，訪問看護では算定できませんが，がん医総を算定しない患者のケースであれば，訪問診療・訪問看護の双方でターミナルケア加算を算定することができます．

在宅ターミナルケア加算の算定要件

- 死亡日および死亡日前14日以内の計15日間に，2回以上の往診または訪問診療を実施した場合には在宅ターミナルケア加算が算定できます（図12-4）．
- 在支診・在支病が，在宅で患者を看取った場合には，在宅患者訪問診療料の在宅ター

ミナルケア加算が，そのほかの医療機関よりも高い点数で算定できます．2014年度の診療報酬改定で，常勤医師3人以上が確保できないため機能強化型になっていないけれど，過去1年間の実績として，緊急往診10件以上，看取り4件以上を行った在支診・在支病では，在宅ターミナルケア加算と併せて算定できる「在宅療養実績加算1」が設定されました．2016年度の改定では，より少ない実績でも算定できる「在宅療養実績加算2」も新設されています．
- 2016年度の改定では，在宅緩和ケア充実診療所・病院加算の届け出をしている機能強化型在支診・在支病は，在宅ターミナルケア加算に，さらに1,000点を加算できます．

看取り加算の算定要件

事前に患者の家族などに対して十分な説明などを行い，死亡日当日に往診または訪問診療を行って患家で看取りを実施した場合に，一律3,000点の算定ができます．

算定で気をつけたいポイント

- 前述のとおり，在宅ターミナルケア加算は訪問診療にも訪問看護にも設定されています．1人の患者に在宅患者訪問診療料と在宅患者訪問看護・指導料をともに算定しているケースでは，それぞれの在宅ターミナルケア加算を算定できます．これは，診療と看護では提供の目的が異なるため，それぞれを評価したものです．
- 在宅がん医療総合診療料と在宅ターミナルケア加算，看取り加算は併算定ができます．
- 在支診やその連携医療機関が連携して在宅ターミナルケア加算の要件を満たした場合は，在支診が診療報酬を請求し，看取り加算の要件を満たした場合は，看取った医療機関が報酬を算定します．費用の配分はお互いに話し合って決めます．
- 在宅患者訪問診療料と往診料の加算に死亡診断加算がありますが，患者1人に対して1回のみ算定するもののため，併算定はできません．また，看取り加算を算定する場合は算定できません．
- 往診や訪問診療の後，病院に救急搬送されるなどして24時間以内に自宅以外で死亡した場合でも，在宅ターミナルケア加算を算定できます．

患者さんの「限られた時間」を常に意識して！

終末期の患者さんを診るときに私がよくお話するのが，『週1回の診療を受けていて，亡くなったときに，ご家族はよく診てもらったと満足されるか？』ということです．診療回数を多くするのは，ご家族の不安を取り除くためでもありますが，『よく診てもらえたから，よかった』と自宅で看取ったことに満足していただくためでもあります．週1回の診療で

亡くなったとしたら，ご家族は「家に連れ帰ったばかりに，満足に医者に診てもらえなかった．医者に診てもらえずに死なせてしまった……」と家に連れ帰ったことを後悔するかもしれません．

そのためにも当院では，「この患者さんには，どれくらいの時間が残されているのか」を多職種チーム全体で認識し，「今，この患者さんにどれほどのかかわりをもたなければならないのか」を考えるようにしています．患者さんの「残された時間」を共有するために当院で導入しているのが，「看取り体制一覧」という表です（表12-4）．この表では，患者さんの予後をあえて「日単位」，「週単位」，「月単位」，「要注意」と表示し，朝の全体ミーティングで毎日必ず確認をしています．「この患者さんは，数日で亡くなるかもしれない」という情報が職員全員で共有されていたら，たとえばご家族からの電話を受ける事務スタッフであっても，患者さんの名前を聞いただけで，対応により注意を払えるようになります．患者さんの限られた時間をチームで共有することで，よい時間を過ごしてもらうために，「どのようなケア」，「どのようなサポート」ができるのかを考え，実施するためにもこのシステムはとても有用です．

終末期で頻回な訪問が必要だけれども，訪問診療と訪問看護が同法人のため同日算定で

表12-4 当院の看取り体制一覧（サンプル）

がん医総	看取りの段階	患者・利用者名	施設名	主治医	かかわり	他ステーション	主病名
がん医総	日単位	鈴木圭子		（南）矢野	診療（本院） 看護（コスモス） 居宅		膵臓部がん 多発肝転移
	日単位	山田太郎	サウスフォレスト	（南）家木	診療（本院）		右延髄梗塞
	日単位	佐藤花子		（北）濱崎	診療（本院）		パーキンソン病
	週単位	田中順子		（南）佐野	診療（本院） 看護（コスモス） リハビリ（コスモス）		認知症 廃用症候群
がん医総	週単位	中村三郎		（南）家木	診療（本院）	訪問看護ミナミ	前立腺がん
	週単位	加藤洋子		（北）永井・濱崎	おうち リハビリ（コスモス）		子宮体がん
	月単位	井上　宏		（北）宇都宮	診療（本院） 看護（コスモス） リハビリ（コスモス） 居宅		肺腺がん ステージIV
	月単位	松本幸子		（北）永井	診療（本院）		脳梗塞後遺症
	要注意	佐々木弘		（南）家木	診療（本院）	訪問看護キタ	廃用症候群
	要注意	山口勝三		（南）家木・永井	診療（本院） 看護（コスモス） 居宅		アルツハイマー型認知症

患者・利用者名，施設名，ステーション名は架空です．

きないから，訪問しないというのではなく，患者にとって必要な医療や看護であるならば，訪問するべきでしょうし，「がん医総」を算定すれば，同日算定の問題も回避され，患者さんも費用に上限があるため安心されることでしょう．在宅医療の制度を熟知していれば，患者さんに必要な制度を駆使して最適な患者マネジメントができます．それゆえに，医療者の「制度への無知」は，患者さんに対する罪になるのです．

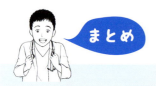
まとめ

　在宅がん医療総合診療料を皆さんはうまく利用されていますか？「在宅がん医総」は，がん患者さんの終末期の在宅医療を行ううえで，患者さんの自己負担が一定であり，ほかに訪問看護ステーションを利用していても費用が変わらない点で，患者家族にも納得が得やすいと思います．そして，訪問頻度が増えても自己負担が増えないので，自己負担額を気にせず，ケアプランを立てられます．

　しかし，当法人でも，一時期ほとんど算定しない時期がありました．医療機関と訪問看護ステーションで費用の按分をしなければならないことが煩わしかったからです．でも，今は何より患者さんのメリットを考え，算定できる患者さんはできるだけ算定するようにしています．費用の按分は煩わしくはありますが，地域の訪問看護ステーションも嫌がるところはありません．とくに問題はなく，訪問日や回数の連絡などのやりとりが増える分，かえって連携が深まった気もします．皆さんも，ぜひ利用されてはいかがでしょう．

エピローグ

HOPE
在宅医療がもつチカラ

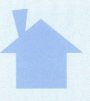

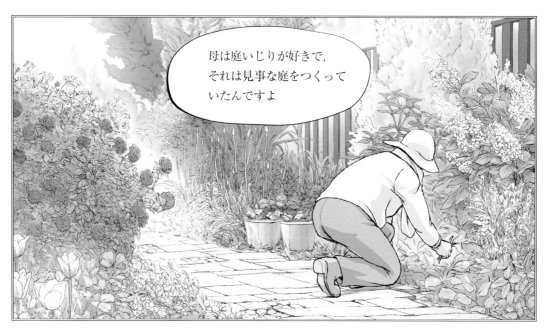

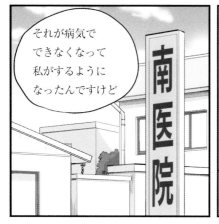
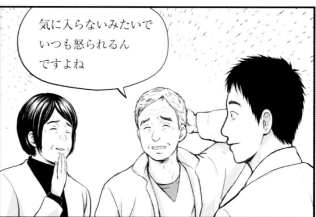
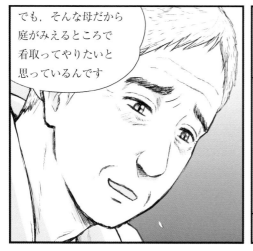
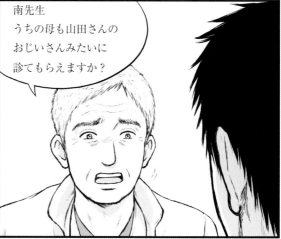

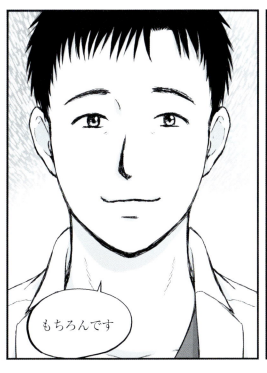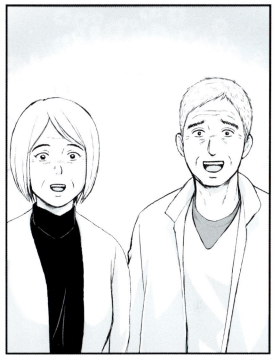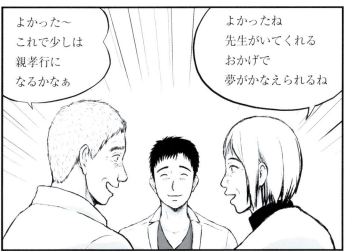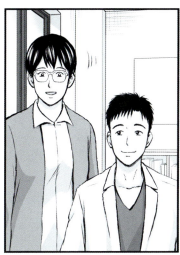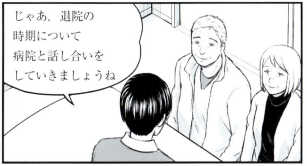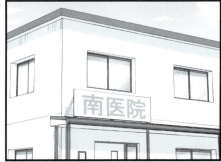

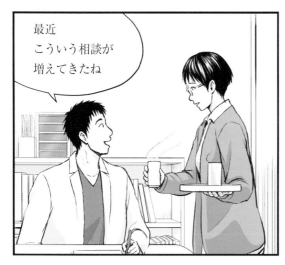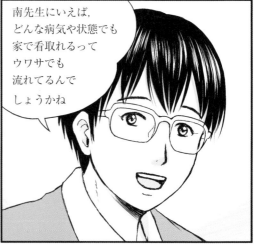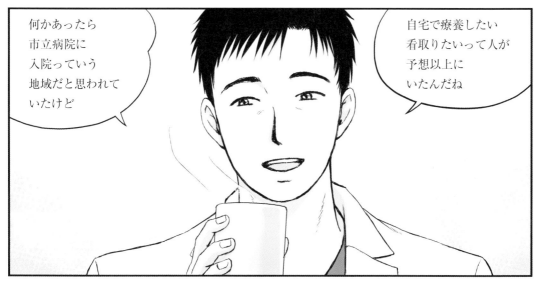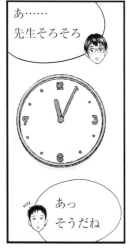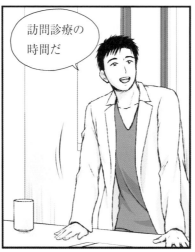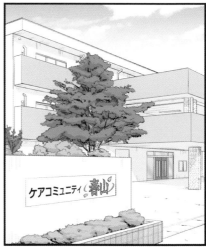

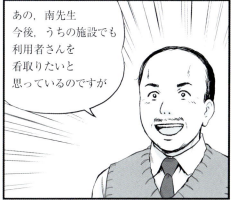
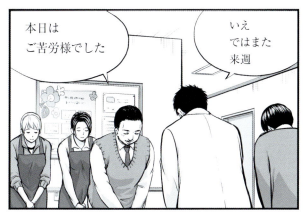
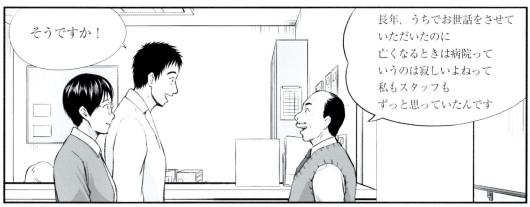
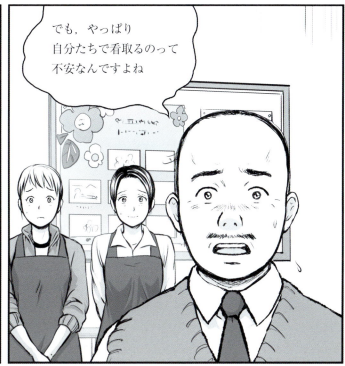
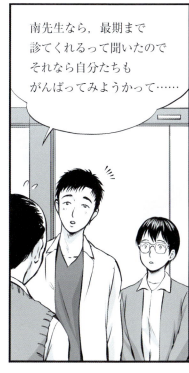

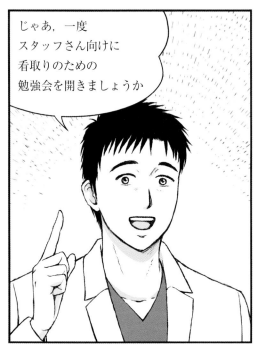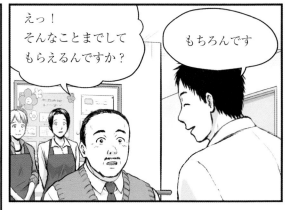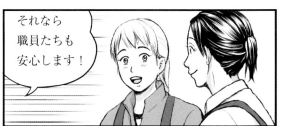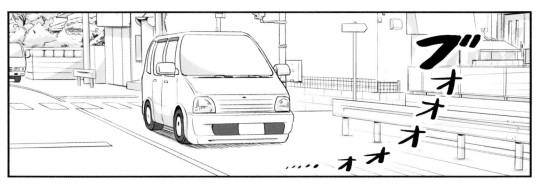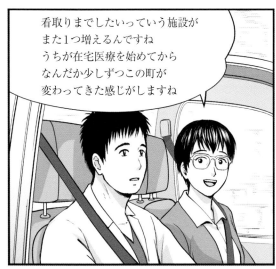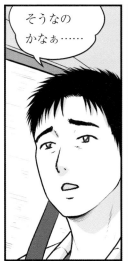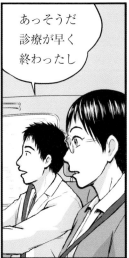

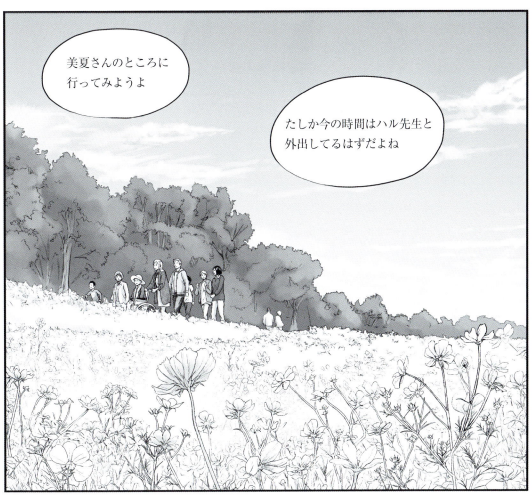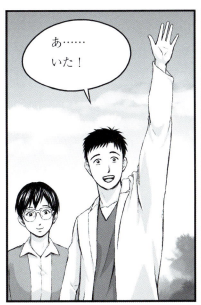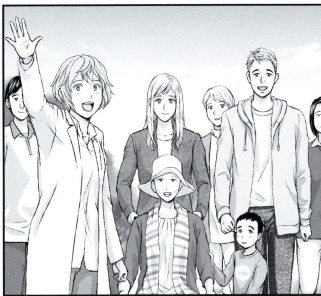

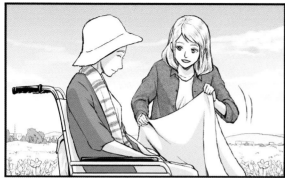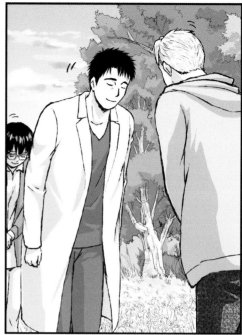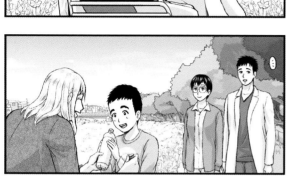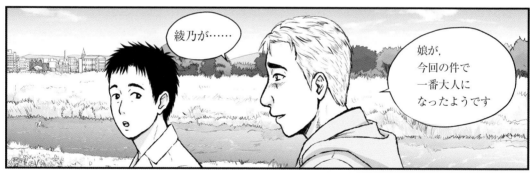

娘が、今回の件で一番大人になったようです

綾乃が……

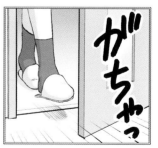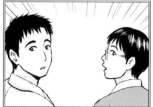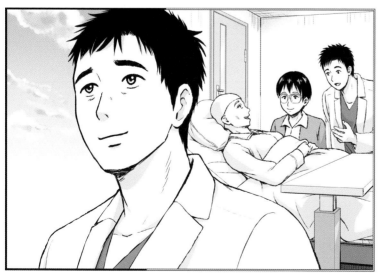

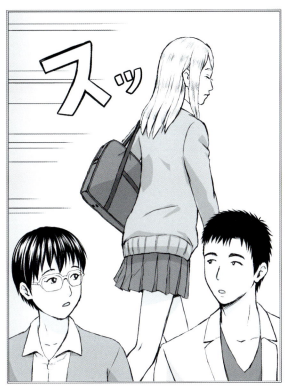
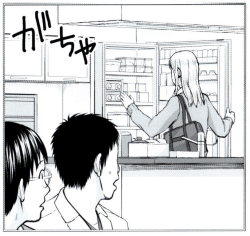
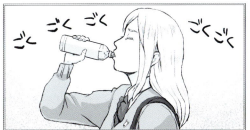
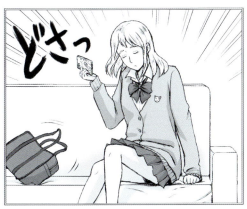
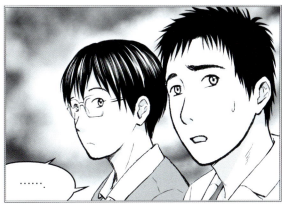
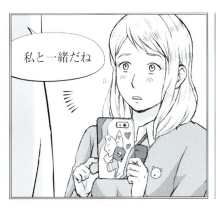
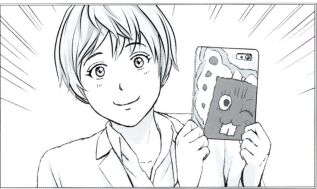

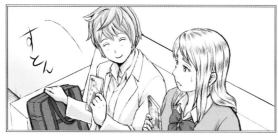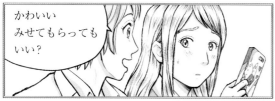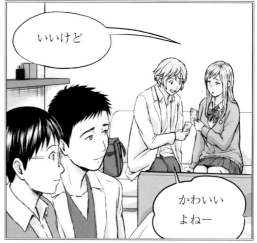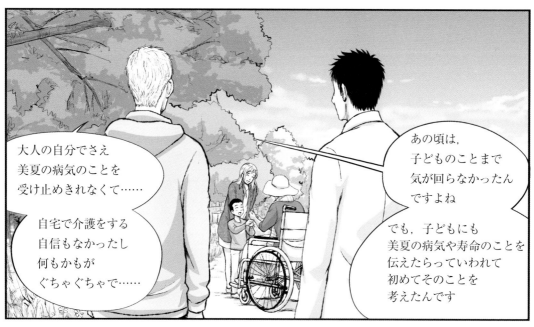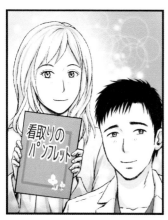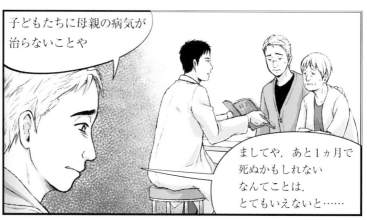

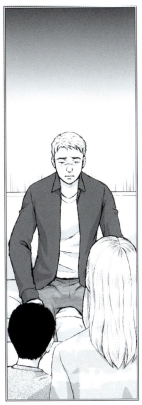
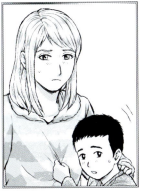
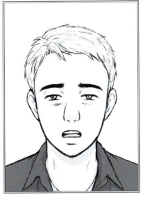
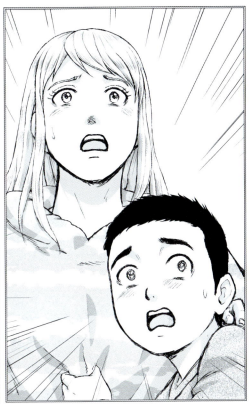
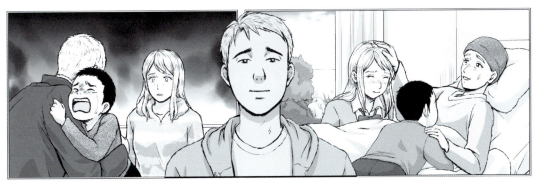
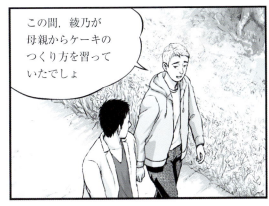
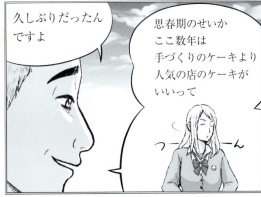

この間, 綾乃が母親からケーキのつくり方を習っていたでしょ

久しぶりだったんですよ

思春期のせいかここ数年は手づくりのケーキより人気の店のケーキがいいって

エピローグ
HOPE

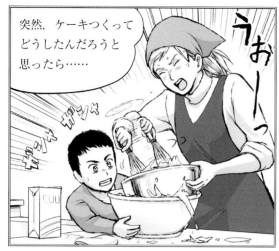
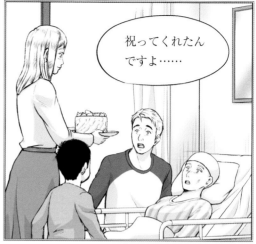
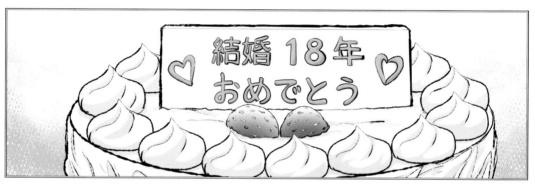
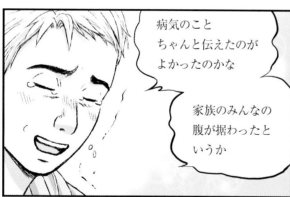
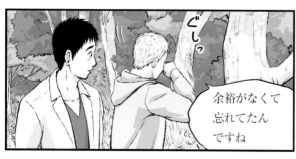
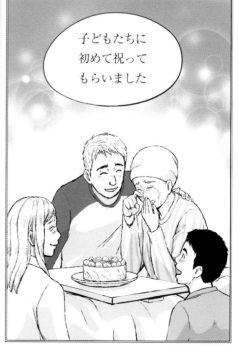

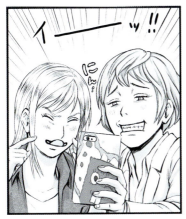
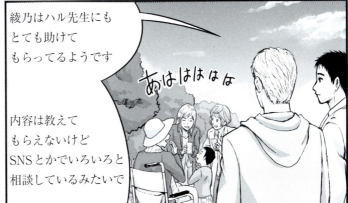

綾乃はハル先生にもとても助けてもらってるようです

内容は教えてもらえないけどSNSとかでいろいろと相談しているみたいで

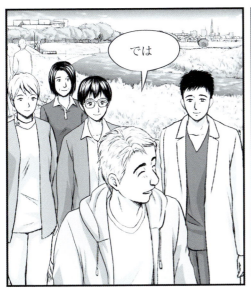

では

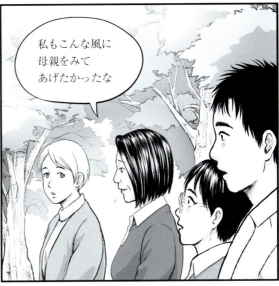

私もこんな風に母親をみてあげたかったな

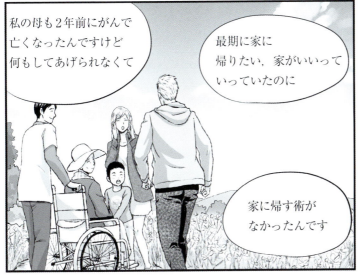

私の母も2年前にがんで亡くなったんですけど何もしてあげられなくて

最期に家に帰りたい，家がいいっていっていたのに

家に帰す術がなかったんです

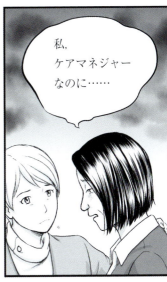

私，ケアマネジャーなのに……

エピローグ HOPE

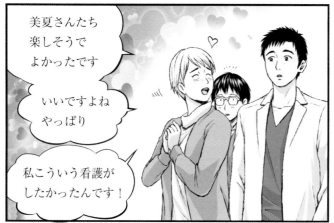
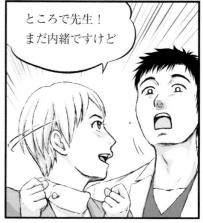
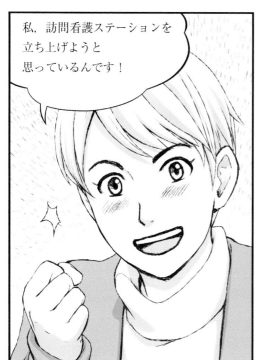
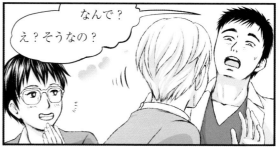
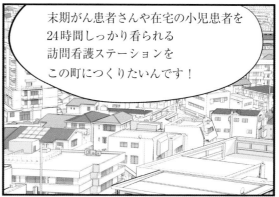
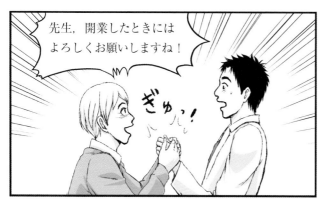
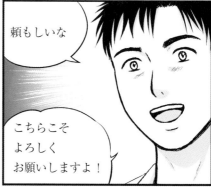

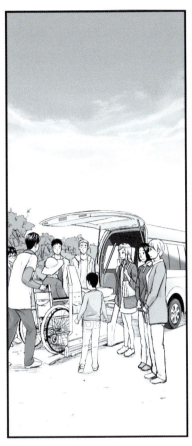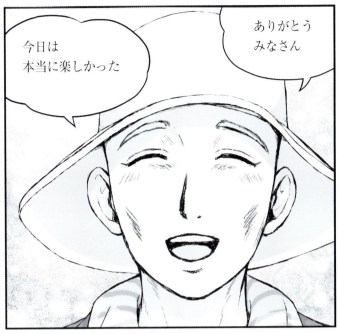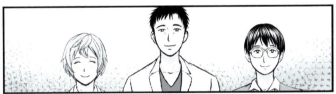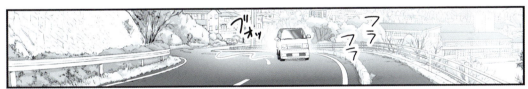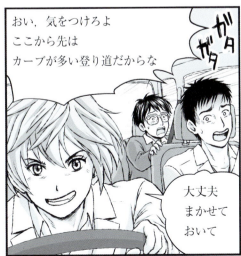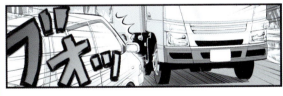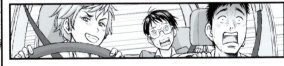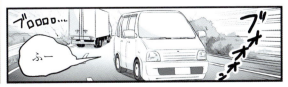

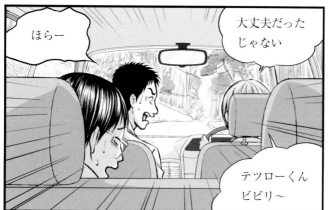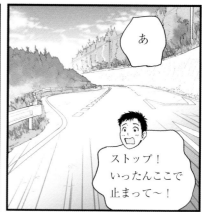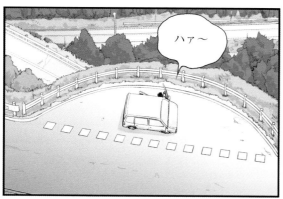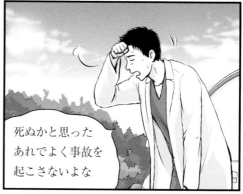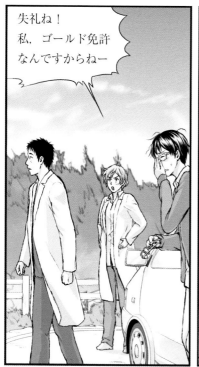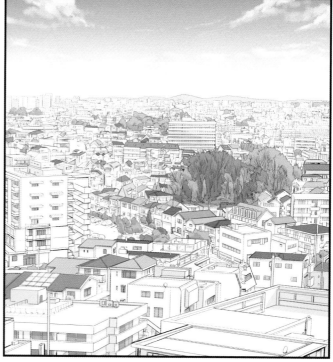

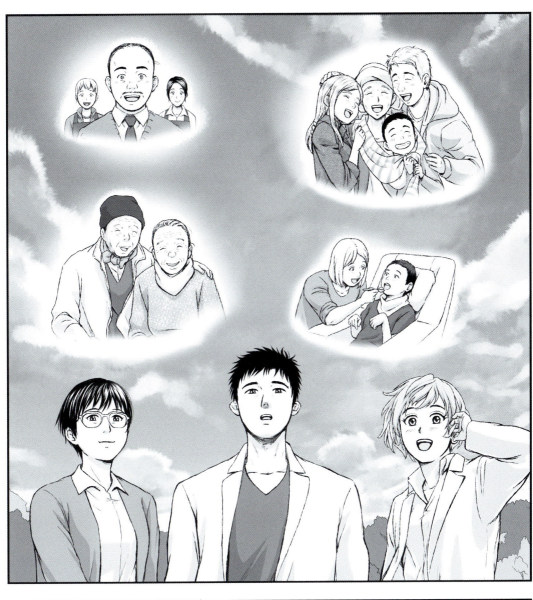

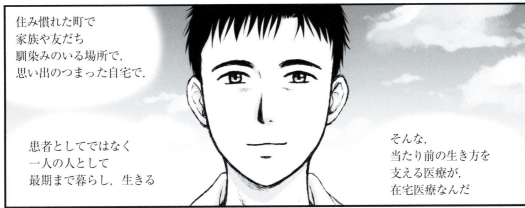

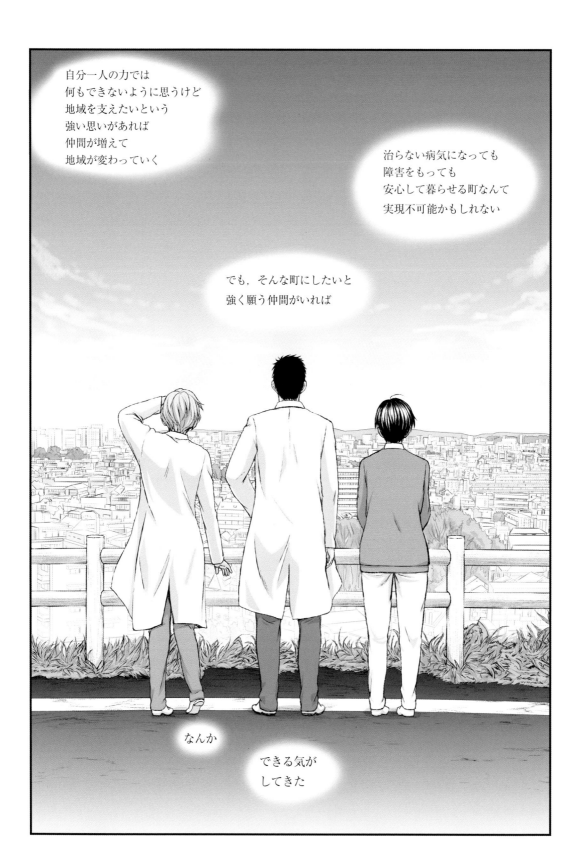

索引

い
医学総合管理料 …………………………………… 108
意思決定支援 ……………………………………… 84
医療用麻薬 ………………………………………… 12

う
運営システム ……………………………………… 63

お
往診 ………………………………………………… 37

か
介護保険施設 ……………………………………… 40
介護療養型医療施設（療養型病床）…………… 40
介護老人福祉施設（特別養護老人ホーム）…… 40
介護老人保健施設（老人保健施設）…………… 40
看護小規模多機能型居宅介護 …………………… 43
患者情報 …………………………………………… 64
患者数 ……………………………………………… 63
カンファレンス …………………………………… 132

き
機能強化型在宅療養支援診療所（支援病院）…74, 77

け
研修 ………………………………………………… 67

こ
告知 ……………………………………………… 13, 84
告知（子どもへの）……………………………… 120

さ
在宅医療専門診療所 ……………………………… 74
在宅がん医療総合診療料 …………………… 38, 142
在宅患者訪問診療料 ………………………… 36, 146
在宅時医学総合管理料（在医総管）………… 108
在宅ターミナルケア加算 ……………………… 145
在宅療養支援診療所（在支診）…………… 74, 142
在宅療養支援病院（在支病）………………… 142
採用試験 …………………………………………… 67

し
時間外対応 ………………………………………… 25
施設入居時等医学総合管理料（施医総管）… 38, 108
死亡診断加算 …………………………………… 145
終末期 ……………………………………………… 86
小規模多機能型居宅介護 ………………………… 43
情報発信 …………………………………………… 66
人材確保 …………………………………………… 65
信頼関係 …………………………………………… 10
診療所運営 ………………………………………… 29
診療報酬 …………………………………… 37, 109

た
退院相談 …………………………………………… 50
多職種チーム …………………………………… 132
単一建物診療患者 …………………………… 39, 110
短期入所生活介護 ………………………………… 42
短期入所療養介護 ………………………………… 42
たんぽぽ方式（医師の当番体制）………… 23, 64

ち
地域包括ケアシステム ………………………… 43

て
適応基準 ……………………………………… 36

と
疼痛 …………………………………………… 12
特別養護老人ホーム ………………………… 40

ふ
ファーストコール ……………………………… 28
複数体制 ……………………………………… 62

へ
へき地医療 …………………………………… 29

ほ
訪問看護 ……………………………………… 43
訪問診療 ……………………………………… 37
訪問頻度 ……………………………………… 26
ホームページ ………………………………… 66

ま
松山宣言（終末期のあり方） ………………… 84

み
看取り ………………………………………… 99
看取り加算 …………………………………… 145

や
夜間往診 ……………………………………… 25

よ
予後告知 ……………………………………… 88
余命告知 ……………………………………… 91

り
リハビリ ……………………………………… 15
療養生活 ……………………………………… 51

数字・外国語
24時間体制 …………………………………… 22
4人1ユニット（医師の当番体制） ………… 23, 64
Beingの医療 ………………………………… 130

プロフィール

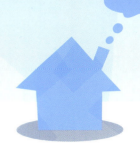

永井 康徳（ながい やすのり）

　医学生時代に，サークル活動を通してへき地医療を志す．
　赴任した愛媛県内のへき地の診療所で住民に請われるまま，自然ななり行きで訪問診療をはじめる．その日々のなかで，訪問診療に特化する医療の重要性に気づき，2000年愛媛県松山市で在宅医療専門クリニックを開設．
　訪問看護ステーション，居宅介護事業所，訪問介護事業所，訪問鍼灸マッサージ治療院を順次開設し，多職種チームで患者を支える在宅医療を展開する．
　2011年，廃止が決まったへき地の診療所を西予市から移譲され，在宅医療のシステムを利用して運営開始．専門性や地理的距離を越えて，「情報の共有」と「治療・ケア方針の統一」を図り，患者本位の多職種チームで患者をみることを基本理念とする．
　2016年2月，在宅ホスピス・在宅療養支援のための病床「たんぽぽのおうち」を開設．
　最期まで住み慣れた場所で過ごせるよう，外来診療・入院・在宅医療で，地域住民の人生に寄り添う医療を目指している．

永吉 裕子（ながよし ゆうこ）　1964年4月生まれ

　京都女子大学短期大学部卒．鹿児島鍼灸専門学校卒（鍼灸マッサージ師，介護支援専門員）．
　「専業主婦になるだけの人生はイヤだ〜！」との想いから，卒後，資金を貯めて22歳で渡豪．インド・ネパール・中東など放浪し，帰国後はバブルの波に乗って(株)リクルートや大手旅行会社企画部等に勤務．その後，地元松山でコピーライターとなり，広告や雑誌の企画・編集・ライティングを生業とする．30代後半にほぼ同時期に両親をがんで亡くし，「がん患者とその家族のために何かがしたい！」と鍼灸マッサージ師を目指す．資格取得後，知己のあった医療法人ゆうの森に就職．はりきゅうマッサージ治療院クローバの初代院長を経て，現在は企画広報室室長を務める．

こしのりょう　1967年9月生まれ　新潟県三条市出身

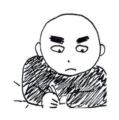

1987年	モーニング四季賞冬のコンテストで佳作を受賞．大学卒業後は広告代理店に勤務しつつ，漫画の投稿を続ける．
2004年4月	「モーニング」（講談社）で『Ns'あおい』にてデビュー．医療現場の厳しい現実に悩みながら，明るく前向きに患者に向き合う看護師・美空あおいを描いた同作は，老若男女問わず幅広い読者層から支持を集め，2006年にはテレビドラマ化された．
2011年〜	「週刊現代」（講談社）で『町医者ジャンボ』を連載中．破天荒な医師・"ジャンボ"が，地域医療の現場で奮闘する姿を描いている．同作は，2013年7月にテレビドラマ化された．

 おもな作品

- N'sあおい(全32巻)／N'sあおい those days(上下巻)　（2004〜2010年 講談社「週刊モーニング」にて連載）
- 町医者ジャンボ！！(全16巻)　（2011〜2015年 講談社「週刊現代」にて連載）
- 投資アドバイザー有利子(全2巻)　（2008〜2009年 角川書店「コミックチャージ」にて連載）
- 新抗体物語　（2013年〜 協和発酵キリン ウェブサイトにて連載）
- Dr．アシュラ(全3巻)　（2015〜2016年 日本文芸社「週刊漫画ゴラク」にて連載）
- HANA♪うた　（2006年〜 日本看護連盟 機関誌「N∞[アンフィニ]」にて連載中）
- 銀行渉外担当 竹中治夫(2巻〜以降続巻)　（2015年〜 講談社「週刊現代」にて連載中）

在宅医療をはじめよう！
医療を変える，地域を変える，文化を変える　　©2017

定価（本体2,800円＋税）

2017年4月15日　1版1刷

著　者　永井　康徳
　　　　永吉　裕子
　　　　こしのりょう

発行者　株式会社 南山堂
　　　　代表者　鈴木幹太

〒113-0034　東京都文京区湯島4丁目1-11
TEL 編集(03)5689-7850・営業(03)5689-7855
振替口座　00110-5-6338

ISBN 978-4-525-20741-0　　　　Printed in Japan

本書を無断で複写複製することは，著作者および出版社の権利の侵害となります．
JCOPY ＜(社)出版者著作権管理機構 委託出版物＞
本書の無断複写は著作権法上での例外を除き禁じられています．複写される場合は，そのつど事前に，(社)出版者著作権管理機構（電話 03-3513-6969，FAX 03-3513-6979，e-mail: info@jcopy.or.jp）の許諾を得てください．

スキャン，デジタルデータ化などの複製行為を無断で行うことは，著作権法上での限られた例外（私的使用のための複製など）を除き禁じられています．業務目的での複製行為は使用範囲が内部的であっても違法となり，また私的使用のためであっても代行業者等の第三者に依頼して複製行為を行うことは違法となります．

在宅医療をはじめよう！

著者 医療法人ゆうの森　永井康徳　永吉裕子
作画 こしのりょう　矢野道子（協力）

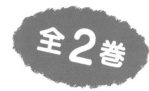
全2巻

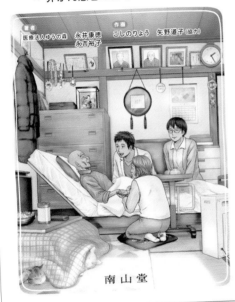

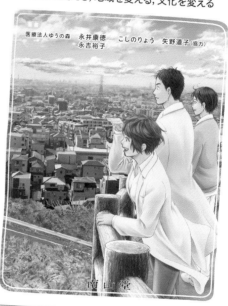

★非がん患者の
　自宅での看取り★

- B5判　190頁
- 定価（本体 2,800 円＋税）

★医療を変える,
　地域を変える,
　文化を変える★

- B5判　170頁
- 定価（本体 2,800 円＋税）

詳しい内容については，弊社ホームページをご覧ください．http://www.nanzando.com/